U0200661

中国医学临床百家

韩 英／著

腹泻诊疗
韩英 2017 观点

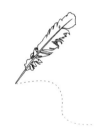

科学技术文献出版社
SCIENTIFIC AND TECHNICAL DOCUMENTATION PRESS
·北京·

图书在版编目（CIP）数据

腹泻诊疗韩英2017观点 / 韩英著. —北京：科学技术文献出版社，2017.9
ISBN 978-7-5189-3119-4

Ⅰ.①腹… Ⅱ.①韩… Ⅲ.①腹泻—诊疗 Ⅳ.① R574.62

中国版本图书馆 CIP 数据核字（2017）第 182782 号

腹泻诊疗韩英2017观点

策划编辑：巨娟梅　　责任编辑：巨娟梅　　责任校对：张吲哚　　责任出版：张志平

出　版　者	科学技术文献出版社
地　　　址	北京市复兴路15号　　邮编　100038
编　务　部	（010）58882938，58882087（传真）
发　行　部	（010）58882868，58882874（传真）
邮　购　部	（010）58882873
官　方　网　址	www.stdp.com.cn
发　行　者	科学技术文献出版社发行　全国各地新华书店经销
印　刷　者	虎彩印艺股份有限公司
版　　　次	2017 年 9 月第 1 版　2017 年 9 月第 1 次印刷
开　　　本	710×1000　1/16
字　　　数	67千
印　　　张	7.75
书　　　号	ISBN 978-7-5189-3119-4
定　　　价	78.00元

序
Foreword

韩启德

欧洲文艺复兴后，以维萨利发表《人体构造》为标志，现代医学不断发展，特别是从 19 世纪末开始，随着科学技术成果大量应用于医学，现代医学发展日新月异，发生了根本性的变化。

在过去的一个世纪里，我国现代化进程加快，现代医学也急起直追。但由于启程晚，经济社会发展落后，在相当长的时期里，我国的现代医学远远落后于发达国家。记得 20 世纪 50 年代，我虽然生活在上海这个最发达的城市里，但是母亲做子宫切除术还要到全市最高级的医院才能完成；我患猩红热继发严重风湿性心包炎，只在最严重昏迷时用过一点青霉素。20世纪60—70年代，我从上海第一医学院毕业后到陕西农村基层工作，在很多时候还只能靠"一根针，一把草"治病。但是改革开放仅仅30多年，我国现代医学的发展水平已经接近发达国家。可以说，世界上所有先进的诊疗方法，中国的医生都能做，有的还做得更好。更为可喜的是，近年来我国医学界开始取得越来越多的原创性成果，在某些点上已经处于世界领先地位。中国医生已经不再盲从发达国家的疾病诊疗指南，而能根据我们自己的经验和发现，根据我国自己的实际情况制定临床标准和规范。我们越来越有自己的东西了。

要把我们"自己的东西"扩展开来，要获得越来越多"自己的东西"，就必须加强学术交流。我们一直非常重视与国外的学术交流，第一时间掌握国外学术动向，越来越多地参与国际学术会议，有了"自己的东西"也总是要在国外著名刊物去发表。但与此同时，我们更需要重视国内的学术交流，第一时间把自己的创新成果和可贵的经验传播给国内同行，不仅为加强学术互动，促进学术发展，更为学术成果的推广和应用，推动我国医学事业发展。

我国医学发展很不平衡，经济发达地区与落后地区之间差别巨大，先进医疗技术往往只有在大城市、大医院才能开展。在这种情况下，更需要采取有效方式，把现代医学的最新进展以及我国自己的研究成果和先进经验广泛传播开去。

基于以上考虑，科学技术文献出版社精心策划出版《中国医学临床百家》丛书。每本书涵盖一种或一类疾病，由该疾病领域领军专家撰写，重点介绍学术发展历史和最新研究进展，并提供具体临床实践指导。临床疾病上千种，丛书拟以每年百种以上规模持续出版，高时效性地整体展示我国临床研究和实践的最高水平，不能不说是一个重大和艰难的任务。

我浏览了丛书中已经完稿的几本书，感觉都写得很好，既全面阐述有关疾病的基本知识及其来龙去脉，又介绍疾病的最新进展，包括笔者本人及其团队的创新性观点和临床经验，学风严谨，内容深入浅出。相信每一本都保持这样质量的书定会受到医学界的欢迎，成为我国又一项成功的优秀出版工程。

《中国医学临床百家》丛书出版工程的启动，是我国现代医学百年进步的标志，也必将对我国临床医学发展起到积极的推动作用。衷心希望《中国医学临床百家》丛书的出版取得圆满成功！

　　是为序。

作者简介
Author introduction

　　韩英，原北京军区总医院副院长、消化内科主任；主任医师、教授、博士生导师。从事消化专业临床工作40余年。担任中华医学会消化病学分会委员兼司库；中华医学会消化病学分会专科建设与医学人文协作组组长；北京医师协会消化分会常务理事；北京医师协会内科分会理事，国家卫生和计划生育委员会消化内科内镜诊疗技术专家组成员；中国医院装备协会消化病学分会常委兼司库。曾任全军消化病学专业委员会副主任委员，北京女医师协会副会长；中央保健局、中央军委保健局会诊专家；北京医学会消化分会常务委员、北京医学会消化内镜分会常务委员等。

　　曾经在美国、日本留学3年，熟练掌握英文、日文，多年来为消化专业的国际交流做出了贡献。目前担任《Gastroenterology》中文版、《GUT》中文版副主编；《Journal Digestive Disease》《中华消化杂志》《中华健康管理杂志》《中国新药杂志》《中国医药导刊》《中国医院用药评价与分析》《临床药物治疗杂志》《临床合理用药杂志》等编委。

作为临床资深医师，不但熟练掌握消化系统常见病及疑难病诊治，而且注重知识更新，关注专科发展动向及趋势，及时了解新学说、新理论、新观点并应用于临床实践、科研及教学。在消化道肿瘤早诊早治、结直肠肿瘤筛查方面有较深入的研究，并带领团队取得了较好的成绩，获得多项国家及省部级（军队）的科技进步（临床成果）奖。在炎症性肠病的基础及临床研究方面也颇有造诣。在学术期刊发表论文 250 余篇，主编 / 参编专著 10 余部。

积极参与医学科普知识宣传，参编《医学百科全书》；受国家卫生和计划生育委员会 / 科学技术部 / 中国科学技术协会 / 国家中医药管理局与百科名医网（国家卫生和计划生育委员会权威医学科普传播网络平台）邀请撰写消化专业科普词条并录制"秒懂百科"视频。关注公益事业，积极参加贫困、偏远地区的义诊、带教活动。

前 言
Preface

　　腹泻是临床最常见的症状，俗称"拉肚子"，是百姓生活中最常见的疾病。但是，不少人关于腹泻的基本概念并不清晰。腹泻虽然常见，但是病因却并不简单，尤其是慢性腹泻病因的鉴别诊断是消化专科医师经常面临的棘手问题。感染仍然是急性腹泻的常见病因，如何快速判别感染的病原微生物及感染部位并给予及时、正确的处置是临床医师应该掌握的基本技能。

　　近年来，围绕慢性腹泻相关的基础及临床研究进展较多，例如：食物在慢性腹泻中的作用及机制研究；如何鉴别腹泻型肠易激综合征与其他原因导致的腹泻；重新认识胆汁酸在腹泻中的作用及机制。医源性腹泻特别是药物相关性腹泻的认识不断深化，如显微镜下结肠炎（MC）的诊断与相关诱因（引发 MC 的药物）文献多有报道；以往认为少见的乳糜泻（麦胶性肠病）发病情况不容忽视，如何进行临床筛查和早期发现及诊疗也给临床医师带来了挑战。此外，鉴于慢性腹泻病因复杂，检测/检查项目繁多，因此，正确的诊疗思路是非常关键的。

　　查阅近年来发表的相关文献特别是国内外指南/共识意见，结合本人多年临床工作经验，编撰本书，阐述本人观点，希冀对同道或相关人士有所助益。因本人学术水平有限，才疏学浅，难免挂一漏万，如有不当之处敬请读者批评、指正。

韩英

目 录
Contents

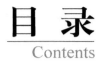

准确把握腹泻的定义及病因分类是腹泻诊疗的前提

1. 急性腹泻的定义

根据世界卫生组织的分类，凡是急性起病，每日排稀便 3 次以上；粪便中水分增加 [正常情况下婴幼儿 10ml/（kg·d），成人及 10 岁以上儿童约 200g/d]，或含未消化食物或脓血、黏液或水样便；病程在 14 天之内即称之为急性腹泻。

2. 慢性腹泻的定义

诊断慢性腹泻应满足以下条件：①粪便不成形，排便频次增加或里急后重（医师必须准确了解患者对腹泻的表述）；虽然有时排便次数并不增加，只要粪便性状不成形（稀便、水样便）也应定义为腹泻。②腹泻病程 > 4 周；或间歇期在 2 ～ 4 周内的复发性腹泻。

3. 识别"假性腹泻"，去伪存真

"假性腹泻"亦称积粪性腹泻或矛盾性腹泻，是指在排便时由于粪块嵌塞于直肠内难以排出，但有少量水样粪质绕过粪块自肛门排出，酷似腹泻。其往往是由慢性便秘发展而成的一种特殊表现。患者本人叙述病史时，往往表述为"拉肚子"，误导医师认为患者为腹泻。因此，当患者出现"假性腹泻"时，如不仔细判断及鉴别，极易误诊为急性肠炎、药物性腹泻、肠道功能紊乱等，导致延误诊断及治疗，错误地给予抗生素或止泻剂可能导致更严重的后果。

（1）"假性腹泻"具有以下特点

①腹泻出现在便秘之后，多数患者有慢性便秘病史。

②腹泻诱因多为开塞露等药物润滑作用及刺激肠壁引起排便反射，一般无不洁饮食史。

③腹泻表现为粪便量少、失禁、淋漓不尽。

④常规抗生素及解痉止泻等措施无效。

⑤绝大部分为长期卧床的老年患者，部分自理患者也是年老体弱缺乏运动者。

⑥直肠指诊触及硬结粪块有助于确诊。

（2）造成"假性腹泻"误诊误治的主要原因

①患者年老体弱，长期便秘致使对腹胀反应不敏感，且忽

视定期排便的重要性，不刻意定时通便及治疗，一旦出现腹泻症状，即开始积极止泻抗感染治疗，延误病情。

②临床接诊医师仅凭患者的主诉先入为主做出腹泻的诊断，缺乏对患者进行详尽的病史询问和体格检查，虽然做了便常规，但在便常规正常的情况下仍然给予抗生素治疗，在治疗无效的情况下未能进一步寻找原因。

（3）典型病例

女性，76岁，因"腹泻、腹胀3月余"入院。自述3个月前"无明显诱因"出现腹泻、腹胀、排黏液稀便10～20次/天，量少。无发热，时有腹痛，无呕吐。曾在社区医院就诊，给予止泻药物及小檗碱，症状并无改善，便次反而增加，时有稀便自肛门流出。追问病史患者有便秘史多年。入院查体：生命体征平稳，微胖，心肺无异常；腹部胀气，左下腹部可触及条索状硬块。依据该患者长期便秘史的信息，查体除左下腹部有条索状硬块外，未发现其他明显异常。初步诊断为"假性腹泻"（慢性便秘所致），给予清洁灌肠，患者排出大量硬块状粪便，左下腹部索条状物消失，症状明显缓解。嘱患者调整治疗便秘药物，保持排便规律。随访半年未再发生"腹泻"。

该例老年患者以"腹泻、腹胀3月余"为主诉就诊于基层医院，由于接诊医师对"假性腹泻"认识不足，忽略了慢性便秘史，导致误诊误治。我国已经进入老龄社会，由于慢性便秘导致的"假性腹泻"发病率呈上升趋势，应在临床实践中给予关注。

4. 腹泻的病因分类

（1）感染性腹泻：①细菌（肠杆菌科、弧菌科、螺菌科、厌氧芽孢杆菌属和球菌科等）；②病毒（轮状病毒、诺瓦克病毒、星状病毒和肠腺病毒、SARS 冠状病毒等）；③寄生虫（溶组织阿米巴、蓝氏贾第鞭毛虫、隐孢子虫、人芽囊原虫等）；④真菌（念珠菌、曲菌、毛霉菌等）等。

（2）非感染性腹泻：①食源性（饮食性）：饮食不当，如吃得过饱、油腻、生冷，频繁地调换新食品等；②精神 / 环境性：不良刺激、受凉、过热、精神情绪不佳，或过分紧张或受惊吓等；③过敏性：进食容易引起过敏的食物；④肠道吸收 / 消化功能障碍；⑤先天性疾病；⑥内分泌性腹泻；⑦肿瘤性腹泻；⑧肝胆、胰腺功能异常；⑨炎症性肠病（IBD）；⑩肠易激综合征（IBS）；⑪其他。

（3）某些特定人群中发生的腹泻

1）旅行者腹泻（DT）：指在旅行期间或旅行后发生的腹泻，可伴有发热、腹痛或呕吐。病原主要取决于当地流行的致病菌谱、流行菌（毒）株和当地人群的免疫状况。

2）免疫功能低下者腹泻：①性传播性和艾滋病（AIDS）相关性腹泻：发达国家中 AIDS 患者中有 30% ～ 50% 患有感染性腹泻，发展中国家 AIDS 患者的感染性腹泻率高达 90%。②自身免疫性疾病使用免疫抑制药物者、器官移植术后使用抗排异药物者、有严重慢性病者（如糖尿病、慢性肝病、慢性肾病等）等人群容易发生感染性腹泻。

3）抗生素相关性腹泻：应用广谱抗生素者中约 20% 继发腹泻，为较常见的药物不良反应，其发生率因抗生素不同而有差异，为 5% ～ 39%。按病情程度不同，分为单纯腹泻、抗生素相关性结肠炎及伪膜性结肠炎。几乎所有的抗生素都可能诱发抗生素相关性腹泻，其概率大小取决于抗生素抗菌谱、肠腔内抗菌浓度、使用剂量 / 途径等。

4）医院感染相关的腹泻：医院感染相关的腹泻多发生于患者住院诊治过程中，特点是细菌感染比例较高，而且感染菌多为耐药细菌，居医院感染的前三位，其发病率及感染部位与该患者的原发疾病、餐饮习惯及抗菌药物应用有关。

5）放疗 / 化疗者腹泻：①化疗可造成从口腔到肠道整个消化道黏膜炎症、出血和感染，可损害小肠黏膜致吸收不良和腹泻。②造血系统受损，粒细胞减少，使患者易患病毒、真菌和细菌感染。③味觉损失、食欲差，营养不良，免疫力下降，菌群紊乱。④放疗使消化道黏膜尤其是肠黏膜受损、变薄，发生消化吸收不良、恶心、呕吐、腹泻、出血及放射性肠炎。⑤胆汁吸收不良造成胆汁性肠病、脂肪泻。⑥盆腔放疗在 6 个月到 3 年间可出现肠道缺血性改变致肠梗阻或肠功能衰竭。

参考文献

1. 陈列，郭燕，何红. 老年矛盾性腹泻 16 例诊治分析. 中国临床医生杂志，2016，44（2）：58-59.

2. 白厚喜，李春花. 老年人假性腹泻 40 例分析. 实用医学杂志，2011，27（16）：3083.

感染性腹泻仍是急性腹泻的常见病因

5. 感染性腹泻时粪便的性状、色泽、量及排便频度有助于判别是小肠或结直肠感染，还是哪类微生物感染

感染性腹泻的病原、感染部位的鉴别诊断是临床医师处置腹泻的重要依据。临床实践中掌握腹泻的粪便特性、色泽、量及排便频度对于准确、快速判别感染部位，以及有可能是哪类微生物感染有较高的参考价值（表1）。

表1 粪便特性可以提示引发急性腹泻的部位（小肠或结直肠）

粪便特性	小肠	结直肠
外观	水样	黏液样和（或）血性
量	大量	少量
排便次数（频次）	增加	显著增加
粪便中血液成分	隐血可能阳性，但一般不会有肉眼血便	常见肉眼血便

续表

粪便特性	小肠	结直肠
粪便 pH	可能＜ 5.5	＞ 5.5
还原性物质	可能阳性	阴性
粪便中白细胞	＜ 5 个 / 高倍视野	通常＞ 10 个 / 高倍视野
血白细胞	正常	可能白细胞增多，杆状核粒细胞增多
引发急性腹泻常见微生物	病毒： 轮状病毒 腺病毒 杯状病毒 星状病毒 诺如病毒	侵入性细菌： 大肠杆菌（肠侵袭性大肠杆菌，肠出血性大肠杆菌） 志贺菌属 沙门菌属 空肠弯曲菌属 耶尔森菌 产气单胞菌 邻单胞菌属
	产肠毒素细菌： 大肠杆菌 克雷伯菌 产气荚膜梭菌 霍乱菌属 弧菌属	产毒细菌： 艰难梭菌（梭状芽孢杆菌）
寄生虫	贾第虫属 隐孢子虫属	痢疾阿米巴

6. 感染性腹泻时根据临床表现可以判断其致病微生物，对于临床诊疗非常有帮助

针对致病微生物选择有针对性的治疗是感染性腹泻临床诊疗的重要环节。但是，在临床实践中往往无法进行微生物检测（多

因急性发病需要快速处置，无法等待致病微生物的检测结果）。此种情况下，根据临床表现可以大致判断其致病微生物，对于临床处置很有助益（表2）。

表2　感染性腹泻时致病微生物与常见临床表现的关系

致病微生物	潜伏期	病程	呕吐	发热	腹痛
轮状病毒	1～7天	4～8天	有	低热	无
腺病毒	8～10天	5～12天	迟发	低热	无
诺如病毒	1～2天	2天	有	无	无
星状病毒	1～2天	4～8天	+/-	+/-	无
杯状病毒	1～4天	4～8天	有	+/-	无
产气单胞菌属	无	0～2周	+/-	+/-	无
空肠弯曲菌属	2～4天	5～7天	无	有	有
艰难梭菌	可变	可变	无	少见	少见
产气芽孢杆菌	最低限	1天	轻度	无	有
肠出血性大肠杆菌	1～8天	3～6天	无	+/-	有
产肠毒素性大肠杆菌	1～3天	3～5天	有	低热	有
邻单胞菌属	无	0～2周	+/-	+/-	+/-
沙门菌属	0～3天	2～7天	有	有	有
志贺菌属	0～2天	2～5天	无	高热	有
弧菌属	0～1天	5～7天	有	无	有
耶尔森菌小肠结肠炎	无	1～46天	有	有	有
贾第虫属	2周	1^+周	无	无	有
隐孢子虫属	5～21天	数月	无	低热	有
痢疾阿米巴菌属	5～7天	1～2^+周	无	有	无

7. 急性腹泻时，依据患者的临床症状和查体所见（体征）可以判断脱水程度，争取时间，积极采取措施

临床上简便、快速地判断脱水程度对于急性腹泻的处置非常重要，表 3 列举了通过临床症状与体征判断脱水的程度，可供参考。

表3　急性腹泻时依据临床症状与体征判定脱水程度

表现	脱水 0 ～ 5%（轻度）	脱水 5% ～ 10%（中度）	脱水 10% 以上（重度）
全身情况	好	烦躁	昏睡
眼部	正常	下陷	明显下陷
眼泪	有	无	无
口腔	湿润	干	很干
口渴	正常饮水	口渴	不思饮水
皮肤	捏起立即回弹	捏起缓慢回弹	捏起皱褶不变（无回弹）

8. 为明确致病微生物需要进行微生物学检测时，了解不同微生物的特性及其最佳培养方法有助于获得确切的微生物学证据

临床上需要进行致病微生物检测和（或）培养时，不同致病微生物的特性不同，其检测 / 培养方法不同。需要针对不同致病微生物的特性，选择正确的检测 / 培养方法（表4）。

表 4　感染性腹泻时常见微生物检测及最佳培养方法

微生物	检测培养方法	微生物特性
产气单胞菌属	血琼脂	氧化酶阳性鞭毛革兰阴性杆菌（GNB）
弯曲杆菌属	Skirrow 琼脂	快速运动弯曲革兰阴性杆菌（GNR）；感染比例：空肠弯曲杆菌（90%）和结肠弯曲杆菌
艰难梭菌	环丝氨酸头孢菌素果糖蛋白（CCFE）琼脂；酶免疫（EIA）测定毒素；胶乳凝集法（LA）检测蛋白	厌氧孢子形成的革兰阳性杆菌（GPR）；毒素介导的腹泻；引发伪膜性肠炎
产气芽孢杆菌	尚无参考数据	厌氧孢子形成的 GPR；毒素介导的腹泻
大肠杆菌	MacConkey 伊红亚甲蓝琼脂（EMB）或山梨醇 -MacConkey（SM）琼脂	产乳糖 GNR
邻单胞菌属	血琼脂	氧化酶阳性 GNR
沙门菌属	血，MacConkey EMB，木糖 - 赖氨酸 - 脱氧胆酸（XLD），或 Hektoen enteric（HE）琼脂	非乳糖 - 非产 H_2S GNR

参考文献

1. Guandalini S，Cuffari C，Tamer MA，et al. Diarrhea. [2016-11].Medscape. http://emedicine.medscape.com/article/928598-overview.

如何鉴别肠易激综合征与其他原因
导致的慢性腹泻

9. 罗马Ⅳ标准明确了肠易激综合征诊断的框架，适用于与其他器质性疾病相鉴别

与罗马Ⅲ标准比较，罗马Ⅳ标准中对肠易激综合征（IBS）的诊断标准做出较大调整。修改后的标准对临床诊断有何影响呢？侯晓华教授的团队对消化科门诊的患者进行了问卷调查，共有 1376 患者入选。如果以罗马Ⅲ为标准有 12.4% 患者符合 IBS 诊断，而以罗马Ⅳ为标准，IBS 的检出率只有 6.1%，新的标准使 IBS 的诊断率下降了一半。其主要原因可归为以下三点。

（1）"腹部不适"被删除

罗马Ⅳ标准中只将腹痛纳入 IBS 的关键症状，而将"腹部不适"删除。西方专家在研究中发现，不少国家对"腹部不适"的

含义模糊不清，更有些国家没有"腹部不适"这个词。他们认为删除"腹部不适"后的患者定义更加精确，不同语言文化背景下诊断的 IBS 患者更加一致，利于比较临床研究的效果。

我国已有的研究表明，中国 IBS 患者中"腹部不适"（包括腹胀）所占的比例相当大，占 26% ～ 63%，按修改的新标准诊断 IBS 将会除外只有"腹部不适"的患者。侯晓华教授领导的研究团队报道（2016 年 9 月在中华医学会第十六次全国消化系病学术会议上，白涛等报道"罗马Ⅳ与罗马Ⅲ标准对 IBS 诊断的比较：基于门诊就诊患者的横断面研究"）：352 例疑为 IBS 的患者中符合罗马Ⅲ而不符合罗马Ⅳ诊断标准的患者有 91 例，其中有"腹部不适"而无腹痛的则达到 61 例，按新的标准 IBS 诊断率显著下降。今后对仅有"腹部不适"这部分患者诊断该如何选择呢？"腹痛"与"腹部不适"是否为两组完全不同的患者呢？而对这类患者应采取怎样的临床处理措施呢？需要进一步用临床的科学数据来回答。

（2）"症状频率"从"3 日 / 月"改为"1 日 / 周"

罗马Ⅳ标准中将腹部症状发作频率由"3 日 / 月"改为"1 日 / 周"，这一修改基于临床的研究数据。罗马Ⅳ标准制定委员会开展了一项纳入 1162 例健康受试者的调查，发现有不少正常人有腹部症状的经历，但 90% 的人群腹部症状发作频率小于1 日 / 周，因此"症状频率"的选择以 90% 分位数作为诊断阈值，将频率的诊断标准做出了上述改动。

侯晓华教授带领的团队以我国的临床患者作为观察对象，发现因为"症状频率"不够被剔除的患者比例不小，170 例符合罗马Ⅲ标准的 IBS 患者中，27 例因腹痛发作频率不足 1 日 / 周，而不能诊断为 IBS。那么符合与不符合罗马Ⅳ标准的两组 IBS 患者的临床特点有无差异？不符合罗马Ⅳ标准的 IBS 患者在随访过程中的发生发展如何？目前均没有明确的定论，需要进一步的临床观察数据。此外，罗马Ⅳ标准中的"症状频率"阈值是否符合我国人群的具体情况，也需要国人的调查研究。

（3）"排便后缓解"改为"与排便相关"

罗马Ⅳ标准中将"排便后缓解"修改为"与排便相关"。临床实践中发现，少数患者腹部症状并没有因为排便而缓解，而是在排便后加重，修改后可以将这部分患者诊断为 IBS。

侯晓华教授的研究团队报告 5 例患者因腹痛在排便后加重（符合罗马Ⅳ标准）诊断为 IBS，但这 5 例患者不符合罗马Ⅲ诊断标准。临床实践中尽管该部分患者所占比例较小，但修改标准后可以对以往引起困惑的该部分患者进行明确诊断，同时也体现了我们对 IBS 的认识不断深化。

罗马Ⅳ对 IBS 有了更准确的定义，有利于临床科研中更加准确、统一地纳入患者，但对于有明显腹部症状却未达到罗马Ⅳ诊断标准的患者如何诊疗又提出了新的挑战。从临床实践的角度出发，目前罗马Ⅲ标准仍然可以作为参考，指导我们的临床工作。罗马Ⅳ标准的应用还需结合实践经验，特别是我国 IBS 患者存在较多腹胀、腹部不适，应该考虑在研究的基础上建立符合国人的诊断标准。

10. 满足肠易激综合征诊断标准且没有警示征兆的患者不需要进一步检查

由于功能性腹泻很常见，器质性疾病的比例相对较低，因此对于大多数患者不需要进行全面的诊断性评估检查。基于症状特征诊断 IBS 的特异性低于 75%，但是如果加上警示征兆其特异性可提高至 90%。需要注意的是，基于症状的诊断标准变异较大，因此在鉴别诊断时要综合考虑，切忌以偏概全。如果慢性腹泻患者不能满足罗马标准则应该排除其他病因。临床上建议基于症状的诊断思路主要用于判定患者是否需要进一步检查，而并非与其他器质性疾病进行鉴别。

11. 肠易激综合征治疗措施的个体化、合理选择药物及综合应用是消除患者顾虑，改善症状，提高生命质量的关键

IBS 的治疗目的在于消除患者的顾虑，改善其症状，提高其生命质量。IBS 的治疗原则是在建立良好医患关系的基础上，根据主要症状类型和症状严重程度进行分级治疗，同时还需要注意治疗措施的个体化和综合应用。在罗马Ⅳ标准中，功能性胃肠病又被称为肠 - 脑互动异常，新的定义强调了其症状的产生与动

力紊乱、内脏高敏感性、黏膜和免疫功能的改变、肠道菌群的改变，以及中枢神经系统（CNS）处理功能异常有关。基于 IBS 的病理生理机制，目前常用药物包括如下七大类。

（1）5- 羟色胺受体拮抗剂

人体内 95% 的 5- 羟色胺分布于胃肠道，广泛参与胃肠运动和内脏敏感性调节。5- 羟色胺受体拮抗剂的作用机制为抑制非选择性阳离子通道的活化，减少肠道分泌和蠕动，有助于改善腹泻型 IBS 患者的粪便性状。

阿洛司琼是选择性 5- 羟色胺 3 受体拮抗剂，可松弛结肠平滑肌，提高由直肠扩张所致的疼痛阈值，减缓小肠和结肠的运转。研究显示，阿洛司琼可显著减轻女性腹泻型 IBS 患者的腹痛，降低排便频率和减轻便急症状，疗效优于安慰剂和美贝维林。2000 年，阿洛司琼经美国 FDA 批准用于腹泻型 IBS 的治疗（1mg/ 次），可缓解腹痛、腹部不适等 IBS 症状，后因导致缺血性结肠炎而广受争议。2002 年，阿洛司琼被美国 FDA 重新批准用于治疗严重的女性腹泻型 IBS，起始剂量为 0.5mg/ 次（2 次 / 天），其缺血性结肠炎和便秘的发生率分别仅为 0.95/1000 人年和 0.36/1000 人年。另两种 5- 羟色胺 3 受体拮抗剂昂丹司琼和雷莫司琼治疗腹泻型 IBS 同样有效。

（2）阿片受体药物

阿片受体可分为 μ、δ、κ、σ 4 种，广泛分布于人体神经系统，肠道平滑肌中也有阿片受体的存在。阿片受体药物可对肠道肌肉产生影响，从而起到缓解 IBS 症状的作用。

艾沙度林（eluxadoline）为口服制剂，是含阿片 μ、κ 受体激动剂和阿片 δ 受体拮抗剂的混合物。艾沙度林在胃肠被吸收较少，且其在胃肠道局部发挥作用，降低胃肠运动性并缓解疼痛。2015 年获美国 FDA 批准，被用于腹泻型 IBS 患者的治疗。在两项超过 2400 例腹泻型 IBS 患者的 3 期临床研究中，与安慰剂组相比，艾沙度林组有更多比例的患者（口服 75mg/ 次和 100mg/ 次，1 次 / 天）在 1 ～ 12 周或 1 ～ 26 周时，腹痛和腹泻症状改善。艾沙度林最常见的不良反应是恶心(8%)、便秘(8%)和腹痛(5%)。

洛哌丁胺是一种外周 μ 阿片受体激动剂，可抑制肠蠕动，延长肠内容物的通过时间，并增加水和离子吸收，常用于腹泻型 IBS 的治疗。一项小型安慰剂随机对照试验（RCT）结果发现，洛哌丁胺可改善粪便性状、腹痛、便急和个体总效应。在另一项研究中，洛哌丁胺虽会增加夜间腹痛，但可改善粪便性状，减少排便频率，减轻疼痛程度。

（3）解痉剂

解痉剂可用于所有 IBS 亚型的腹痛和解痉的治疗。奥替溴铵是一种四氨基化合物，具有拮抗速激肽神经激肽 K_2（neurokinin K_2）受体、阻断钙通道和抑制胆碱能受体三重作用机制。Meta 分析显示，奥替溴铵治疗 IBS 的有效性为安慰剂的 2.33 倍（1.60 ～ 3.40 倍）。奥替溴铵对缓解腹痛的疗效最为明显，在罗马 IV 标准推荐用于治疗以腹痛为主要症状的 IBS 的 3 种解痉剂类化学药物（双环维林、奥替溴铵、美贝维林）中，奥替溴铵是唯一一个在中国上市的药物。奥替溴铵的不良反应主要包括恶心、乏力、头晕、皮疹、腹痛、视觉模糊和排尿困难等，不良反应发生率仅为 7.6%。双环维林具有非特异性抗毒蕈碱和直接松弛平滑肌的作用，与其他解痉剂相比，双环维林仅有少量证据支持其应用于临床。美贝维林为亲肌性解痉剂，通过直接选择性作用于胃肠道平滑肌而发挥解痉作用，同时不影响正常胃肠运动。

（4）肠道菌群调节剂

肠道微生物及其产物与肠壁中的免疫和神经末梢有密切联系，可通过脑 - 肠轴和免疫激活引起渗透性、神经敏感性和胃肠动力的改变。IBS 患者普遍存在肠道菌群失调，对人体有益的双歧杆菌减少，具有潜在致病性的肠杆菌过度生长，调节肠道菌群可改善 IBS 患者的临床症状。肠道菌群调节剂包括非吸收抗生素和微生态制剂（益生菌），大样本量随机对照临床试验显示，两者的疗效均显著优于安慰剂。一项最近的荟萃分析纳入了 43 项采用不同肠道菌群调节剂（包括益生菌、益生元、合生元）的临床研究，结果显示益生菌可有效改善 IBS 患者的整体症状、腹痛和腹胀。

（5）肠道靶向抗生素

利福昔明是一种广谱抗生素，靶向肠道，无系统吸收。可能的作用机制：①利福昔明影响肠道菌群，并减少细菌产物对宿主的负面作用；②对肠道菌群的影响可减弱细菌的局部接触作用，如宿主的免疫应答；③抗生素改变细菌和宿主反应。2015 年，利福昔明获美国 FDA 批准，被用于治疗腹泻型 IBS。在两项大型临床研究中，非便秘型 IBS 患者采用利福昔明（每次 550mg，3 次 / 天）治疗 2 周，发现在第 1 次为期 4 周的随访中其 IBS 整体症状和腹胀获得及时缓解。在为期 10 周的随访中，虽然逐渐丧失症状应答，但与安慰剂相比仍能持续改善症状。利福昔明重复治疗的疗效与初治过程相当。在随后 18 周复发的腹泻型 IBS 患者对利福昔明更有可能产生应答。利福昔明安全性高，不良反应与安慰剂相当。

（6）精神心理药物

CNS 对疼痛感受、情感都有调节作用，通过脑 - 肠轴，神经系统可直接或间接调节胃肠动力。IBS 常伴随紧张、焦虑、抑郁等精神障碍，有心理异常的 IBS 患者中 94% 有直肠敏感性异常。心理应激是 IBS 症状的诱发和加重因素。对于中重度 IBS 患者，缓解腹痛、改善胃肠动力和抗抑郁治疗已经成为普遍的治疗措施。大量证据证明，抗抑郁药治疗 IBS 是有效的，尤其是三环抗抑郁药和 5- 羟色胺再摄取抑制剂。

三环抗抑郁药通过抑制去甲肾上腺素和非选择性 5- 羟色胺再摄取来发挥镇静、镇痛作用，可参与降低患者的内脏敏感性而改善腹痛症状，通过减少肠道转运来治疗腹泻型 IBS。循证研究结果显示，阿米替林治疗 IBS 疗效肯定。一项为期 2 个月的试验中，腹泻型 IBS 患者服用 10mg 阿米替林后，IBS 整体症状获得显著改善，减少了稀便频率和排便不全感，显示出完全缓解的作用（所有症状消失）。关于丙咪嗪的荟萃分析显示，其可改善IBS患者的生命质量，临床应用需从小剂量开始，并注意观察不良反应。

5-羟色胺再摄取抑制剂具有的抗抑郁和中枢镇痛作用，可能参与缓解IBS腹痛或腹部不适，对伴随多种躯体化症状的IBS患者，可能通过缓解其躯体症状而发挥作用。一项最近的系统回顾和荟萃分析总结了选择性5-羟色胺再摄取抑制剂的有效性数据，共纳入了7项研究，证明了选择性5-羟色胺再摄取抑制剂对全部IBS症状有效。仅有少量研究报道在IBS治疗中使用选择性去甲肾上腺素再摄取抑制剂。

（7）其他

色甘酸钠是一种肥大细胞稳定剂，可能改善一些腹泻型IBS患者的症状。最近两项有相当影响力、高质量的RCT研究证明，与安慰剂相比，美沙拉秦对腹泻型IBS无显著疗效。粪菌移植、中药治疗和补充疗法也有潜在的治疗前景，但还鲜见细致的研究。关于针灸相对假针灸是否更加有效，目前也存在争议。心理行为治疗包括认知行为治疗和催眠疗法，其疗效在多项关于IBS的研究中获得证实。

IBS的发病机制由多因素参与，根据症状的严重程度，可采取不同的治疗措施，从外周治疗（针对肠腔）到中枢治疗（抗抑郁剂等），并辅助认知行为疗法等心理治疗；同时，根据不同的

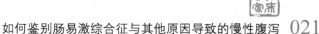

症状表现，如腹痛、腹胀等，进行药物的对症治疗，配合积极的饮食疗法，从多个角度有效治疗 IBS，改善患者的生命质量。

总体而言，诊断性检查如放射学、血清学以及生化检查对于满足 IBS 标准的患者帮助有限。是否需要做相关检测以排除乳糜泻尚未达成共识。一项荟萃分析报道，IBS 患者中检出乳糜泻的概率是非 IBS 患者的 4 倍，但是近期的一项研究并未发现 IBS 患者中乳糜泻的检出率增加。同样，符合 IBS 诊断标准的患者中显微镜下结肠炎的检出率为 1.5% ～ 10%，尤其在老年患者较为高发。此外，关于小肠细菌过度生长（SIBO）检测的临床价值也有较大变异。

参考文献

1. 戴宁，邹多武. 从罗马Ⅳ标准角度分析肠易激综合征的药物治疗现状. 中华消化杂志，2016，36（12）：855-857.

食物在慢性腹泻发病机制中的作用应予关注

12. 某些特定的食物成分可能引发或加剧慢性腹泻，详细询问饮食情况及其相关病史非常重要

在成年人群中，真正的食物过敏并非是慢性腹泻的常见原因。特定的食物或饮食成分常常与腹泻有关，但是往往缺乏确切的证据。

分析与食物相关性时必须考虑以下因素：①导致腹泻的物质应该在正常肠道中有足够的数量（例如果糖）；②诱发腹泻的食物有相应的基础条件（例如乳制品引发腹泻是由于缺乏乳糖酶）；③肠道病变或肠腔内环境变化（例如短肠综合征、胰腺功能不足）影响食物消化或吸收；④特发性食物不耐受。腹泻饮食因素的识别可以通过饮食日记的方式进行分析。

13. 食物不耐受是引发慢性腹泻的重要原因，是"人类健康的隐形杀手"

食物不耐受是一种对特定食物或食物成分所产生的具有可重复性、由 IgG 介导的免疫反应，具有延时性（数小时至数天）、数量依赖性、累积性的特点，可发生在各年龄段。最常见的症状包括腹泻、头痛、偏头痛、疲劳、行为异常和荨麻疹，部分患者可诱发哮喘发作。食物不耐受与多种慢性病有关，可累及消化、神经、心血管等全身多个系统及皮肤，其中以消化系统最为常见。因此被称为"人类健康的隐形杀手"（表 5）。与 IgE 介导的速发型食物过敏反应不同，IgG 介导的食物不耐受属迟发性反应，常由多种食物引发。其发生机制见图 1。

表 5　人类健康的隐形"杀手"

分类	表现	
看得见的症状	反复口腔溃疡	"上火"
	口气 / 黑眼圈	青春痘 / 粉刺
	鼻咽炎、牙龈炎	湿疹 / 皮炎 / 瘙痒
	腹痛、腹泻 / 便秘	皮肤干燥 / 头皮屑
看不见的危害	90% 的身体不适	免疫力低下
	体重问题	营养吸收不良
	睡眠障碍	胃肠功能紊乱
	情绪困扰	多系统慢性炎症
	注意力不集中	免疫性肾炎
	多动症	诱发哮喘、过敏性鼻炎
	学习困难	工作效率下降

食物不耐受

不耐受食物进入体内

⬇

消化道分解不完全,成为抗原或半抗原
刺激机体产生抗体

⬇

大分子免疫复合物　　中分子免疫复合物　　小分子免疫复合物

⬆　　　　　　　⬇　　　　　　　⬆

吞噬细胞　　　　在血管长期存在　　　　肾脏过滤清除

⬇

一定条件下沉积

⬇

各系统的慢性疾病

图 1　食物不耐受发生机制

14. 食物不耐受是一种复杂的变态反应性疾病,血清抗体检测有助于判别患者对哪些食物不耐受

食物不耐受的发生是免疫系统把进入人体内的某种或多种食物当成有害物质,从而针对这些物质产生过度的保护性免疫反应,产生食物特异性 IgG。IgG 与食物颗粒形成免疫复合物,可能引起所有组织发生炎症反应,并表现为全身各系统的症状与疾病。

食物不耐受的发生机制尚不明确,可能涉及免疫反应、酶缺乏、药理作用等多个方面,但不包括致病微生物、化学毒物、刺激性食物的毒性反应及对食物的主观厌恶。

由于食物不耐受患者对某种或多种食物产生了过度的保护性免疫反应从而产生了食物特异性 IgG,血液中食物特异性 IgG 水

平检测可用于证实是否存在食物不耐受。根据食物种类可划分为传统（饮食中常见的食物成分）14 项检测和全套 90 项检测。根据食物特异性 IgG 的不同浓度，检测结果可分为"阴性、轻度不耐受、中度不耐受、重度不耐受"，并可根据检测结果选择饮食疗法：安全、轮替、禁食。

14 项检测：牛肉、花生、鸡肉、猪肉、鳕鱼、大米、玉米、虾、蟹、大豆、蛋清 / 蛋黄、西红柿、蘑菇、小麦。

90 项检测：球叶莴苣、龙虾、柠檬、利马豆、麦芽、小米、杏仁、蘑菇、美式乳酪、芥菜籽、苹果、燕麦、鳄梨、橄榄、香蕉、洋葱、整粒大麦、橘子、牛肉、牡蛎、越橘、欧芹、椰菜、桃、荞麦、花生、黄油、杂色豌豆、卷心菜、菠萝、蔗糖、猪肉、哈密瓜、马铃薯、胡萝卜、大米、腰果、黑麦、菜花、红花籽、芹菜、鲑鱼、切达干酪、沙丁鱼、鸡肉、扇贝、红辣椒、芝麻、巧克力、河虾、肉桂、鳝鱼、蛤、大豆、鳕鱼、菠菜、咖啡、南瓜、可乐豆、草莓、玉米、青豆、白软干酪、葵花籽、牛奶、甘薯、螃蟹、瑞士干酪、黄瓜、红茶、蛋白 / 蛋黄、烟草、茄子、西红柿、大葱、鲑鱼、羊奶、金枪鱼、葡萄、火鸡、釉子、黑胡桃、嫩豌豆、小麦、青椒、面包酵母、大比目鱼、啤酒酵母、蜂蜜、酸乳酪。

曾有研究报道，191 例健康成人血清检测 14 种食物过敏原 IgG，结果发现总阳性率约 20%（即 1/5 的正常成人有食物不耐受），14 种食物过敏原的阳性率依次为：蟹 55.5%、虾 47.1%、大豆 46.6%、小麦 46.1%、牛奶 35.1%、鸡蛋 20.9%、大米 17.8%、鳕鱼 15.2%、牛肉 14.7%、番茄 10.5%、玉米 9.4%、鸡肉 8.9%、猪肉 8.4%、蘑菇 1.0%。由于血清食物过敏原 IgG 检测可以及时发现消化疾病患者对哪些食物不耐受，并尽早将这些食物从患者食谱中排除，是降低食物不耐受患病率和减轻相关症状的重要措施之一。

需要注意的是，食物不耐受血清抗体检测结果不一定和病史完全吻合。检测阳性说明体内存在异常免疫反应，提示应忌食相应食物，阻止继续造成损伤。检测阴性不能排除诊断，因为食物抗原成分经烹调、消化后易发生改变。另外，食物（包括各种佐料和添加剂）种类繁多，不可能进行全面检测。某些诊断试剂稳定性的变异等因素也可导致检测结果和病史不符的情况。因此，对于食物不耐受检测结果应结合病史、临床症状等全面分析。

15. 食物不耐受的防治以去除病因为主（特异性治疗），临床上还应注意区别食物不耐受与食物过敏

食物不耐受的治疗包括特异性防治（去除病因）及非特异性治疗（针对临床症状的对症处理）。

特异性防治主要是对饮食进行干预。一般做法是根据检测结果，阴性的食物可以正常食用；轻度敏感的食物采取轮替，即间隔一段时间食用或者忌食；对于中度和高度敏感的食物直接忌食。如果不耐受的食物种类很多，全部避免有困难时，则采取轮

替食入的方法。

　　临床流行病学的研究证实，只有 1% ～ 2% 的成年人存在真正的食物过敏，在儿童中食物过敏的比例较高，某些食物常常激发过敏反应。近年来的研究发现，香蕉、鳄梨、核桃和猕猴桃与乳胶食物过敏综合征有关。尽管真性食物过敏在成人中少见，但是如果出现相应的过敏特征如荨麻疹，也应该考虑食物过敏。某些食物过敏患者类胰蛋白酶和嗜酸细胞阳离子蛋白水平升高，而粪钙卫蛋白并不升高。

碳水化合物吸收不良导致慢性腹泻，应注意查找病因

16. 乳糖不耐受引发的慢性腹泻并不少见，需要给予应有的重视

乳糖不耐受亦称乳糖吸收不良，是由于小肠黏膜乳糖酶缺乏致乳糖消化吸收障碍而引起的以腹胀、腹泻、腹痛为主的一系列临床症状。当乳糖酶缺乏只引起乳糖吸收障碍而无临床症状时，称为乳糖吸收不良。

根据病因和发病机制，常见的乳糖不耐受有三种：①先天性乳糖酶缺乏：极少见，是一种常染色体遗传疾病，婴儿出生后即不能适应母乳喂养，出现明显的呕吐、水样腹泻等症状，停止母乳喂养即可缓解。如不使用无乳糖食品喂养可能危及生命。②成人型乳糖酶缺乏：最常见，世界上大多数人群属于此类。婴儿断

乳后，乳糖酶基因的表达随时间的延长而逐渐关闭，表现为随年龄增长乳糖酶活性逐渐下降，直至消失，引起乳糖不耐受或乳糖吸收不良。③继发性乳糖酶缺乏：因为乳糖酶位于肠黏膜刷状缘顶端，当肠黏膜受到损伤时，首当其冲受害最早。所以任何损伤小肠黏膜的病变都会影响乳糖酶。

乳糖酶缺乏是正常现象，与饮食习惯不同所造成的遗传基因突变有关，不存在对乳糖的适应性。在发生时间和发生率上都存在种族与地区差异。婴儿断乳后即开始陆续发生，欧美的部分民族 20 岁左右才开始出现。中国人群多于 7 ～ 8 岁时开始发生。乳糖不耐受发生率：亚洲人 75% ～ 100%，澳大利亚白人 0 ～ 6%，欧洲白人 30% 以上，非洲黑人 90% ～ 100%；美国白人 12%、黑人 70%；日本 100%，瑞士 3%，英国白人 5%、黑人 75%。中国儿童 3 ～ 13 岁乳糖酶缺乏发生率为 87%。

乳糖不耐受是涉及全球的健康问题，乳糖酶缺乏是乳糖不耐受发生的基本原因，但不是唯一原因。如果肠黏膜发生病变或短路手术亦可产生乳糖不耐受。另外，还与胃肠功能等多种因素有关。少量多次摄入乳制品或选用发酵乳是避免乳糖不耐受的好方法。西方国家乳制品摄入量较高，乳糖酶缺乏和不耐受的宣传非常广泛；中国营养学会在新的膳食指南中把提高乳类摄入量作为优质膳食模式和提高全民营养状况的一个重要方面。世界范围内，绝大多数成人乳糖不耐受并且被告知避免食用乳制品。但是，无意的乳糖摄入往往是由于某些市售的食物中添加了乳制品

（患者本人并不清楚其成分）。

17. FODMAP 导致的腹泻近年来引发关注

目前将能够引起腹泻及其他症状的碳水化合物统称为FODMAP（可发酵的低聚糖、双糖、单糖和多元醇）。一项随机临床试验发现，限制摄入 FORMAP，可使 75% 的 IBS 患者症状得到改善。果糖的吸收扩散能力有限，一旦摄入量超过吸收能力则由于吸收不良而引发腹泻。双糖必须经双糖酶（蔗糖酶、乳糖酶）分解，如果肠黏膜病变或遗传性缺陷导致双糖酶缺乏则可引发腹泻。不能吸收的碳水化合物导致高渗性液体在肠腔内积聚并经细菌发酵产气。

某些水果中含有果糖，而天然食物中的含量往往不会超过肠道的吸收能力。但是，富含果糖的玉米糖浆被广泛用作加工食品和饮料的添加剂，导致果糖摄入量显著增加，超过了肠道的吸收能力。

糖醇吸收障碍作为引发腹泻的原因近年来越发引起关注。山梨醇、甘露醇以及木糖醇均为难以吸收且无营养成分的甜味添加剂（用于"无糖"口香糖和糖果），一旦摄入过量亦可引起腹泻。

因此，如果患者腹胀排气多（虚功）往往提示碳水化合物吸收障碍。许多临床医师常常将腹泻与胀气作为 IBS 的证据而忽略了食物相关性腹泻的可能性。

吸收不良综合征仍是慢性腹泻不容忽视的病因

营养物质的消化和（或）吸收功能障碍，以致肠内一种或多种营养物质不能顺利通过肠黏膜进入组织内而从粪便中过量排泄，引起营养物质缺乏的综合征称之为吸收不良综合征(MAS)。任何一种营养物质消化、吸收不良均能导致 MAS。它是一组临床症候群，多数以慢性腹泻、体重下降和维生素及矿物质缺乏为主要表现。

18. 吸收不良综合征按受累部位和发病机制分类

（1）肠道病变

小肠是 MAS 发病最常见部位。①肠道感染：各种病原体引发肠黏膜损伤、肠消化酶活力降低、肠动力障碍等病变导致营养物质消化吸收障碍。贾第虫、隐孢子虫等较易发生 MAS。②肠消化酶缺陷：均为先天性疾病，如双糖酶缺陷可导致糖吸收不良，肠激酶缺陷导致蛋白质吸收不良。③肠解剖异常：肠旋转不良、肠重复症、肠息肉、憩室、肠道狭窄可导致小肠雍滞，细菌过度生长、胆汁酸缺乏；小肠大段切除、短肠综合征可导致吸收面积减少。④肠动力障碍：功能性消化不良、肠激惹综合征可影响胃肠激素和（或）消化酶的分泌以及胃肠运动的协调。⑤炎症性肠病：克罗恩病、溃疡性结肠炎。

（2）胰腺疾患

慢性胰腺炎常能导致 MAS。胰腺纤维囊性变在 MAS 中占有一定比例。但该病有种族特点，主要发生于白种人，国内该病罕见。

（3）肝胆系统疾患

新生儿肝炎综合征、胆道闭锁可导致胆汁生成或排泄障碍，导致脂肪及脂溶性维生素吸收不良。慢性肝炎、胆道疾患亦可产生 MAS。

（4）全身性疾病

免疫缺陷病、结缔组织病、淋巴瘤可因病变波及肠道或导致胃肠功能紊乱诱发 MAS。

（5）食物因素

牛奶蛋白过敏、大豆蛋白过敏、麦胶性肠病等，病程长者均可导致 MAS。

19. 吸收不良综合征按吸收不良的营养物质分类

（1）糖吸收不良

因双糖酶缺陷和（或）糖的吸收、转运障碍所致。如乳糖吸收不良、蔗糖吸收不良、果糖吸收不良、葡萄糖 - 半乳糖吸收不良。

（2）脂肪吸收不良

多种疾病可引起脂肪泻，国外以麦胶性肠病最为多见，国内以肠道感染较常见。胰或肝胆疾患、无或低 β 脂蛋白血症均较少见。

（3）蛋白质吸收不良

见于蛋白质丢失性胃肠病，常同时伴有脂肪吸收不良。

（4）维生素吸收不良

维生素 B_{12} 吸收不良、叶酸吸收不良、脂肪吸收不良多同时伴有脂溶性维生素吸收不良。

（5）矿物质吸收不良

先天性低磷性佝偻病——磷吸收不良；肢端皮炎性肠病——锌吸收不良。此外尚有先天性失氯性腹泻、原发性低镁血症等。

20. 小肠细菌过度生长综合征是导致慢性腹泻的重要原因

（1）小肠细菌过度生长综合征（CSBS）

又称小肠污染综合征，是指小肠段出现的细菌大量繁殖生长而继发营养吸收障碍的综合征，是引起 MAS 的常见病因之一。

解剖学病变、免疫缺陷以及营养不良均可导致 CSBS。

（2）CSBS 导致吸收不良的发病机制

①肠黏膜损伤：CSBS 时细菌毒素、细菌蛋白酶以及细菌代谢产物均能损伤肠黏膜，导致肠绒毛萎缩、消化酶和肠吸收细胞减少。②小肠中大量细菌生长使胆盐脱结合，影响脂肪的吸收。③使肠消化酶如胰蛋白酶、肠激酶、糖消化酶分泌减少。④肠内细菌摄取食物中的氮及维生素 B_{12} 使之吸收减少。⑤肠动力紊乱，减少食糜与小肠接触作用的时间。

21. 吸收不良综合征临床表现依病因不同表现多样化

（1）MAS 的病因复杂，临床表现多种多样

早期症状轻微易忽略；较严重时又可被继发症状如感染、贫血等症状掩盖。

（2）MAS 比较典型的临床表现

常出现腹泻、腹胀、腹痛、倦怠、乏力、食欲缺乏；腹泻严重者常并发水、电解质及酸碱平衡紊乱；病程迁延者常出现营养不良、贫血、生长发育障碍，先是体重下降，之后为身高发育障碍。原发性维生素 B_{12} 吸收不良、原发性叶酸吸收不良、原发性低镁血症不出现腹泻。

（3）主要营养物质吸收不良的临床表现

①糖吸收不良：婴幼儿表现为水样便腹泻（称糖原性腹泻），

粪便含泡沫，具有酸臭味。酸性粪便刺激皮肤易致婴儿红臀，严重者发生糜烂。腹泻严重常引起脱水、酸中毒及电解质紊乱，病程迁延可致营养不良。禁食或饮食中去除不耐受糖后，腹泻等症状即可迅速改善，是本病的特点之一。青少年及成人临床症状往往较轻，可仅表现为腹胀、腹部不适、肠绞痛或肠鸣音亢进。

②脂肪吸收不良：儿童患者可表现为食欲不振、发育落后、体重减轻、消瘦、精神倦怠、好哭、营养不良。成人患者腹泻表现为脂肪泻：粪便量及次数增多、粪便色淡；灰白色、油脂状量多，恶臭，所含脂肪能漂浮于水面。伴腹胀、腹痛，精神倦怠好哭。腹泻严重可致脱水、电解质紊乱。

③蛋白质吸收不良：蛋白质不足会引起基础代谢的次数减少，从而引起筋肉的数量减少。一旦筋肉的数量变少就势必会使基础代谢的次数也随之减少。即使运动了脂肪也很难燃烧，减肥的效果也会变得很差。另外，还会出现脱毛、贫血、腹泻和浮肿等现象。当蛋白质不足同时伴随能量缺乏时，主要表现为明显消瘦、生长迟缓、贫血、皮肤干燥及肌肉萎缩等。

蛋白质营养不良使机体贮存蛋白质的量很少，在营养充足时，也不过只有机体蛋白总量 1% 左右。这种蛋白质称为易动蛋白，主要贮存于肝、肠黏膜和胰腺，丢失后对器官功能没有改变。当饮食蛋白缺乏时，组织蛋白分解快、合成慢，导致一系列生化、病理改变和临床表现。其中肠黏膜和消化腺较早累及，临床表现为消化吸收不良、腹泻；肝不能维持正常结构与功能，出现脂肪浸润；血浆蛋白合成发生障碍；酶的活性降低，主要是黄嘌呤氧化酶和谷氨酸脱氢酶降低；由于肌肉蛋白合成不足而逐渐出现肌肉萎缩；因抗体合成减少，对传染病的抵抗力也下降；由于肾上腺皮质功能减退，很难克服应激状态；胶原合成也会发生障碍，使伤口不易愈合；儿童时期可见骨骼生长缓慢、智力发育障碍。蛋白质长期摄入不足，可逐渐形成营养性水肿，严重时导致死亡。

长期蛋白质摄入不足，将影响机体组织蛋白质的合成。在儿童和青少年中，表现为生长发育迟缓，身高、体重低于正常儿童，甚至影响智力的正常发育。成人可有疲倦、无力、体重降低、血浆清蛋白下降、肌肉萎缩、贫血，严重时可出现营养不良性水肿。另外，还能使伤口愈合缓慢、免疫功能低下。蛋白质严重缺乏多见于发展中国家的儿童，蛋白质缺乏常与能量缺乏同时发生，称为蛋白质·能量营养不良，是几组临床症状不同的综合征。

④维生素吸收不良：病程迁延、肠黏膜广泛病变所致脂肪吸收不良可引起脂溶性维生素缺乏，如维生素 A 缺乏性眼病，可表现为毕脱斑、角膜干燥等；维生素 D 缺乏可致佝偻病、手足搐搦症；维生素 E 缺乏可致近端肌肉萎缩；维生素 K 缺乏有出血倾向、凝血酶原时间延长，可引起低蛋白血症、水肿营养性贫血及肠病性肢皮炎等。B 族维生素缺乏可表现为口炎、食欲不振、胃肠疾病、头发干枯、记忆力减退、抽筋（肌肉痉挛）。维生素 B_{12}、叶酸吸收不良可发生贫血、周围神经病变等。

22. 吸收不良综合征诊断要重视病史及体检

在诊断 MAS 时必须重视病史及体检。详细询问发病时的症状和时间、大便性状、喂养史、腹泻与进食的关系、体重有否下降等。遗传性疾病常有家族史；乳糖不耐受、牛奶蛋白过敏性肠病常在乳类喂养后出现症状，乳糜泻常在添加含麦胶类食物后出现症状，停用该类食品后症状消失，如重复 2 次以上，结果相同有诊断价值。

体检时应注意有无贫血、水肿、营养不良并测定患者生长发育的各项指标。诊断的要点在于通过病史采集和上述各种检查途径明确以下三点：①造成吸收不良的疾病部位和病因；②是一种营养素还是多种营养素的吸收不良？③如果是一种营养素吸收不良，究竟是哪一种？如果是多种，则以哪几种为主？

23. 实验室检查是了解何种物质吸收不良及评定吸收不良综合征的病因或部位的重要依据

（1）糖、脂肪、蛋白质吸收不良的检测

1）检测粪便还原糖及 pH：糖吸收不良时，未吸收的糖进入结肠，被结肠内的细菌酵解，产生较多的酸性代谢产物，故粪便 pH < 5.6。

2）糖 - 呼气试验

① H_2 呼气试验：正常人对绝大多数可吸收的碳水化合物在

到达结肠前可以完全吸收。肠道细菌发酵代谢未被吸收的碳水化合物是人体呼气中氢气的唯一来源。利用这一原理，可测定小肠对糖类的吸收不良。当空腹时给予一定量的双糖（如乳糖、蔗糖）或单糖（葡萄糖），正常时在小肠中全部被消化吸收，吸收中无或仅有微量的氢气。呼气中氢气增多，说明小肠内有双糖或单糖吸收不良。

方法是患者禁食一夜后，口服 20% 葡萄糖溶液 50ml（10g 葡萄糖），然后用气相色谱仪测定禁食时、口服后 30 分钟、60 分钟、120 分钟和 180 分钟的氢气浓度。正常人口服葡萄糖后在小肠完全吸收，呼出的氢气无增加，若任一时段的氢气浓度比禁食时明显增加，则说明该糖吸收不良或细菌过生长。该方法最常用来检测乳糖吸收不良，也可用于少见的蔗糖吸收不良或葡萄糖和半乳糖转运缺陷。

口服乳果糖（10g）后呼气中氢气排出升至最高（结肠峰）所需的时间，即代表口至盲肠传递时间，即口盲通过时间，正常为 60 ～ 110 分钟。此外，口服的糖类物质在进入结肠之前，即被小肠过度生长的细菌发酵分解产生氢气，故测定呼气中氢气可反映小肠内菌群生长情况。如口服乳果糖（10g）后，到达结肠峰前，呼气中氢浓度升高 ≥ 12ppm 时，即可诊断为小肠细菌过度生长。

②糖 - ^{14}C 或 ^{13}C 呼气试验：用标 ^{14}C 或 ^{13}C 的试验糖口服，其机制为吸收的糖氧化后放出 CO_2，如糖吸收不良则呼气中的

CO_2 降低。^{14}C 含有放射性，婴幼儿不宜用，^{13}C 虽无放射性，但价格昂贵。

3）肠双糖酶测定：这是唯一直接测定双糖酶的方法。通过小肠活检获取一小片肠黏膜测定双糖酶活性。原发性者仅有双糖酶缺乏，继发性者常同时伴有肠黏膜损害。

4）乳糖酶加乳糖耐量试验：取乳糖 20g，配成 10%（W/V）溶液再加入 3g 乳糖酶，一半于清晨空腹时服下，服前及服后 30 分钟、60 分钟、120 分钟分别取血，测定血糖，如果血糖浓度升高 0.56mmol/L 以上，则表明乳糖酶缺乏。

5）脂肪吸收不良的检测

①胆盐吸收试验：在广泛回肠病变、回肠切除或旁路时，内源性导泻物质胆盐重吸收发生障碍，使进入结肠的胆盐增多，刺激结肠分泌增加，导致分泌性腹泻。放射性的牛黄胆酸类似物不受肠内细菌分解，正常人 24 小时存留口服量的 80%，72 小时存留 50%，7 天存留 19%。用 ^{75}Se- 牛磺胆酸潴留（^{75}Se-homotaurocholic acid retention，$^{75}SeHCAT$）试验，可了解有无回肠病变所致胆盐吸收障碍。

②粪脂测定：粪脂量超过正常时反映小肠吸收不良，可因小肠黏膜病变、小肠内细菌过度生长或胰腺外分泌不足等原因引起。检测方法有：a. 苏丹Ⅲ染色：粪涂片用苏丹Ⅲ染色，在显微镜下观察红色脂肪滴是最简单的定性检查方法。b. 脂肪平衡试验：受试者每日饮食中摄入含 80 ～ 100g 脂肪的饮食 5 天，用卡

红（carmine）作指示剂，收集 3 天（72 小时）粪便，用 Van de Karmer 法测定。24 小时粪脂肪平均小于 6g 或吸收率大于 90% 为正常；粪脂肪量大于 6g 或吸收率小于 90% 提示脂肪吸收不良。脂肪平衡试验被认为是脂肪吸收试验的"金标准法"。此法必须保证每日摄入脂肪 80 ～ 100g，准确收集 72 小时粪标本，方能提供准确的未被吸收的粪脂肪量，它可以显示脂肪吸收不良的严重程度，但不能鉴别吸收不良发生的原因是消化、吸收抑或运输的问题。此外，受试者饮食中摄入中链三酰甘油或矿物油，会使粪脂肪测定发生误差。c.β- 胡萝卜素检测：β- 胡萝卜素为脂溶性维生素，它的吸收在一定程度上反映脂肪的吸收情况，鉴于测定粪脂的难度及复杂性，可通过测定血清 β- 胡萝卜素含量作为脂肪吸收不良的筛选试验。

6）蛋白质吸收不良的检测（蛋白质吸收试验）：临床上所见大量蛋白质在粪便中丢失常见于胰蛋白分解酶分泌障碍或蛋白丢失性肠病。所以临床上很少用蛋白质吸收试验即氮平衡试验来诊断吸收不良。

（2）吸收不良的部位或病因检测

1）右旋木糖吸收试验：木糖是一种五碳糖，与其他单糖不同，它在小肠通过易化扩散而不完全吸收。试验时，50% 右旋木糖被小肠吸收，吸收的右旋木糖中一半在体内代谢，剩下的在尿中排出。在肾功能正常情况下，口服一定量的右旋木糖后，测定尿中排出量，可以间接反映小肠吸收功能，正常时约 25% 摄入的右旋木糖由尿排出。该试验的敏感性为91%，特异性为98%。

方法是禁食一夜后空腹排空尿液，口服5g右旋木糖，鼓励患者多饮水，以保持尿量。收集5小时全部尿液，测定其中右旋木糖。正常时，5小时尿中排出量应大于或等于1.2g。该试验结果阳性反映空肠疾患或小肠细菌过度生长引起的吸收不良。

2）维生素B_{12}吸收试验（Schilling试验）：维生素B_{12}是含钴的维生素，其吸收的主要部位在回肠末端，吸收过程需要内因子和胰蛋白酶参与。

受试者口服小剂量以放射性钴标记的维生素B_{12} 2.0μg，同时肌内注射维生素B_{12} 1000μg，然后测定48小时内尿中钴的放射性。收集24小时尿，测尿内放射性含量。正常人24小时尿内排出放射性维生素B_{12}在8%～10%。回肠末端吸收功能不良或切除后，所测排出量＜8%。维生素B_{12}吸收正常者，48小时能排出口服放射性钴的5%～40%；维生素B_{12}吸收有缺陷者（如恶性贫血、胃切除后、热带营养性巨幼细胞性贫血时）则只有5%以下。

3）肠道X线检查：钡剂检查可发现肠道形态或功能改变如肠腔扩大、狭窄、瘘管或盲端肠襻、肠壁或肠黏膜增厚，呈羽毛状、雪片状改变，肠管僵直，肠旋转不良，肠排空时间延长或缩短；气钡双重造影或低张造影可显示较细微的黏膜病变。

4）十二指肠引流液检查：十二指肠引流液常规、培养、生化及某些酶类测定对贾第虫感染、小肠细菌过度增生、胰腺外分泌功能不良可起到确诊作用。

5) 内镜检查及肠黏膜活检：结肠镜检查和活检对于结肠的肿瘤、炎症等病变具有重要诊断价值。小肠镜可观察十二指肠和空肠近端病变，并可取活检及吸取空肠液作培养。内镜下逆行胰胆管造影有助于胆、胰疾病的诊断。近年问世的胶囊内镜提高了小肠病变的检出率。

小肠黏膜活检有助于胶原性乳糜泻、热带性乳糜泻、某些寄生虫感染、Crohn 病、小肠淋巴瘤等的诊断。小肠黏膜活检有镜下活检与盲法吸引式钳取两种。肠黏膜活检标本做光镜、电镜检查，对麦胶性肠病、先天性低丙种球蛋白血症、肠淋巴管扩张症可做出确诊，对慢性肠炎或炎症性肠病可了解病变的程度或治疗的效果。胃镜下取十二指肠黏膜替代空肠黏膜诊断吸收不良亦可获得满意结果。

6) 肠渗透性试验：通过口服受试物质或分子探针后测定其在尿液中的回收量及相应比值了解肠黏膜的渗透性。最常用的探针有三类：①糖，如乳果糖、鼠李糖、木糖、甘露醇；②聚二醇类（PEG）；③ ^{51}Cr-EDTA。在肠渗透试验中，小分子探针吸收降低反映肠黏膜表面积减少；大分子探针的吸收增加表示有肠黏膜的损害，肠黏膜完整性丧失。它可作为麦胶性肠病的筛选试验，比木糖试验敏感得多；可以判断炎症性肠病的病变程度和活动性，对食物蛋白过敏者可以判断能否重新给予蛋白质饮食。肠渗透性试验是一种安全、敏感和非侵入性的判断肠黏膜形态和功能的试验。

7）胰腺功能测定

① Lundh 试验（试餐试验）：口服试剂（含脂肪 6%，蛋白质 5%，葡萄糖 15%），液体 300ml，用苯甲酰精氨酸为基质，测定十二指肠液内胰蛋白酶活性，胰源性者明显降低。

②胰泌素试验：先插管至十二指肠远端，然后静脉注射胰泌素，测定十二指肠液中 HCO_3^- 和胰酶含量，若二者的值均降低，表示胰腺功能不良。

③苯替酪胺试验（N- 苯甲酰 -L 酪氨酰对氨苯甲酸，简称 BT-PABA 试验）：BT-PABA 是一种人工合成肽，口服后经胰液的作用可分解成 PABA，自小肠吸收而从尿中排泄。当胰腺外分泌功能减退，糜蛋白酶分泌不足时，可致尿 PABA 含量减少，约为正常量的 60%。虽较简便，但敏感性较差，所受影响因素较多。胰腺功能损害较严重者易有阳性结果。

④粪便糜蛋白酶测定：胰腺分泌的糜蛋白酶在经过肠道时较少被破坏，因而粪便中糜蛋白酶的含量能较好地反映胰腺外分泌功能。小儿正常值为 (6.6 ± 3.9) mg/（kg·72h 粪便），胰源性疾病时降低，胰腺囊性纤维性变时则明显降低。

⑤汗氯测定：疑有胰腺囊性纤维性变时可做汗氯测定，汗氯 > 60mmol/L 有诊断价值。

24. 吸收不良综合征的治疗应该在针对病因治疗基础上综合治疗

（1）病因治疗是关键

①停用不耐受的食物：乳糖不耐受者停用乳类；麦胶性肠病停用面食，牛奶或大豆蛋白过敏性肠病停用牛奶或豆制品后能于短期内症状自动控制，吸收不良状态亦逐渐随之纠正。

②控制感染：肠道内、外细菌感染如慢性肠炎、CSBS 时，应用敏感的抗生素或微生态制剂；贾第虫病或厌氧菌感染应用甲硝唑。

③替代治疗：乳糖酶缺乏者用乳糖酶，胰腺功能不全者应用胰酶；肢端皮炎性肠病应用锌制剂治疗有效。

④手术治疗：有解剖病变者应予手术矫正。

（2）营养疗法是基础

MAS 多数伴有程度不等的营养不良，因此必须加强营养支持。根据消化吸收障碍程度和低营养状态来选择。每日粪脂肪量 30g 以上为重度消化吸收障碍，7 ～ 10g 为轻度，两者之间为中度。血清总蛋白和总胆固醇同时低下者应视为重度低营养状态。

轻度时仅用饮食疗法可改善病情，饮食当选用低脂（10g/d）、高蛋白 [1.5g/（kg・d）]、高热量 [10 032 ～ 12 540kJ（2400 ～ 3000kcal）/d 或 167 ～ 209kJ（40 ～ 50kcal）/（kg・d）]、低纤维。对脱水、电解质紊乱、重度贫血和低蛋白血症等应采用静脉补液、输血来纠正。重度消化吸收障碍且肠道营养补给困难者，应进行中心静脉营养。临床上可根据患者的营养状况及全身情况综合考虑，选择以下治疗。

①迅速纠正水、电解质和酸碱平衡紊乱：有些患者当上述紊乱纠正后，泻、吐、腹胀、纳差等症状能够改善。

②肠内营养疗法：经肠道消化、吸收食物是最合理和最有效的方法，它可维持肠道的正常结构与功能，防止肠黏膜萎缩，促进肠细胞修复。原则上选用高能、高蛋白、低脂肪、无刺激及易消化的食品，摄入量由少到多，浓度由淡到浓逐步递增。最好选用要素饮食（elementary diet），即易被肠道吸收的已消化或半消化的食品。糖类采用葡萄糖多聚体如麦芽糊精、玉米糖浆；脂肪采用长链及中链脂肪酸的混合制剂；蛋白质采用小肽与氨基酸制剂，渗透压维持在 $250 \sim 350$ mmol/L。酌量给予多种维生素和矿物质。口服进食困难者可采用胃肠插管，分次喂哺或均匀滴注均可。肠道营养液的浓度自 1394kJ/L（1/3kcal/ml）递增至 4184kJ/L（1kcal/ml）。

③肠外营养疗法：消化吸收功能极差或肠内喂养不能摄入足量营养物质时需给予部分或全肠外营养。营养物质根据需要均匀地由中心静脉或周围静脉输入；患者消化、吸收功能好转时逐步改为肠内营养。生长激素与谷氨酰胺能促进肠黏膜上皮细胞增生并抑制其凋亡，与肠外营养同时应用可缩短静脉营养的疗程，能较快地转为肠内营养。

（3）对症治疗

贫血严重者除给予维生素 B_{12}、叶酸、铁剂外，可酌情输血；低蛋白血症严重者给予白蛋白、血浆输注；免疫功能低下者可给予丙种球蛋白或胸腺素。

（4）中医中药

祖国医药包括中药、推拿、针灸对泻、吐、腹胀、纳差等有良效。中药可改善肠道吸收功能。

（5）预防为主

重点在病因预防。MAS 病因复杂，因多数为继发性吸收不良，总的预防措施为加强原发病治疗，增强体质，防治胃肠道各种疾病和营养障碍性疾病，应慎重处理手术伤口，注意饮食和用药安全。

乳糜泻的认知不断深化，慢性腹泻患者 应注意筛查及鉴别诊断

乳糜泻（麦胶性肠病）属于原发性 MAS，是遗传易感者摄入麦胶后由免疫系统介导所致的上段小肠炎性疾病，曾称"非热带性脂肪泻、特发性脂肪泻、麦胶敏感性肠病"等。北美、北欧、澳大利亚发病率较高，中国少见。男女比例为 1 :（1.3 ～ 2.0），多见于儿童与青年，近年来老年人发病趋于增多。

25. 中国不同人群乳糜泻易感基因频率分布有差异

（1）南昌大学的研究人员对中国人群乳糜泻易感基因频率的荟萃分析结果显示：中国人群 HLA-DQ2.5 单倍型和 HLA-DQ8 单倍型频率分别为 3.4%（95%*CI* 1.3% ～ 5.5%）和 2.1%（0.1% ～ 4.1%）；HLA-DQ2 抗原频率为 18.4%（15.0% ～ 21.7%），且北方人群 DQ2 抗原频率高于南方人群（24.9%*vs.*14.8%）；HLA-DQ8 抗原频率为 8.0%（4.5% ～ 11.4%）。*DQB1*0201* 等位

基因频率为 10.5%（9.3% ～ 11.6%），且更常见于北方人群，尤其是在中国西北地区的新疆维吾尔自治区，*DQB1*0201* 频率为 22.04%，而在南方云南省则较罕见，仅为 2.89%。

（2）有关小麦及麸质蛋白暴露量的系统评价结果显示：除东北三省（黑龙江、吉林、辽宁）、江苏、安徽和上海外，北方居民小麦消费量高于大米；而大米是南方居民的主食。此外，随着南北饮食习惯的融合和西方饮食文化的渗入，中国人群的麸质暴露量增加，且饮食模式的快速改变，可能导致中国乳糜泻的发生率增加。

（3）从对已报道的经小肠活检确诊的 22 例病例、中国人群易感基因携带率和小麦消费量的系统评价，得出中国人群患乳糜泻的风险性比先前预计的高，且在北方，特别是西北地区的中国人群患乳糜泻的风险性高于南方人，这与北方人群以小麦为主食且其乳糜泻易感 *HLA* 基因频率高于南方人有关。

（4）中国青年人群（16 ～ 25 岁）抗 tTG-IgA 抗体阳性率为 0.36%（95%*CI* 0.28% ～ 0.46%）；血清学阳性同时 *HLA-DQ2.5/DQ8* 基因阳性的百分率为 0.20%（95%*CI* 0.14% ～ 0.27%）。

2010 年 9 月至 2013 年 10 月南昌大学研究团队从中国江西的 2 所大学招募了 19 778 名汉族青年受试者（16 ～ 25 岁，均为大学一年级新生），受试者来自于中国的 27 个省份。所有受试者均进行了血清免疫球蛋白 G（IgG）、抗脱醇溶蛋白肽的 IgG 抗体（抗 DGP-IgG）和抗组织转谷氨酰胺酶 IgA 抗体（抗 tTG-IgA）

检测。研究人员还分析了乳糜泻血清标志物不同测试结果的亚群参与者的人类白细胞抗原（HLA）基因型。其中 434 名学生（2.19%）乳糜泻血清标志物检查呈阳性（95% CI 1.99% ～ 2.41%）；抗 tTG-IgA 抗体阳性率为 0.36%（95%CI 0.28% ～ 0.46%）；抗 DGP-IgG 阳性率为 1.88%（95% CI 1.70% ～ 2.09%）。血清学阳性同时 HLA-DQ2.5/DQ8 基因阳性的百分率为 0.20%（95% CI 0.14% ～ 0.27%），且在内蒙古、山东、陕西和浙江等地，此百分率超过 0.5%，内蒙古高达 2.11%，山东省患病率为 0.75%（95% CI 0.21% ～ 1.95%），仅次于内蒙古。此外，女性比男性，北方人群比南方人群患乳糜泻风险高，但无显著性差异。

自身免疫性乳糜泻（抗 tTG-IgA 和抗 DGP-IgG 检测结果呈阳性）的患病率为 0.06%（95% CI 0.03% ～ 0.10%），自身免疫性乳糜泻与小麦摄入量和女性相关。根据血清标志物的检测结果，在自身免疫性乳糜泻患者中与乳糜泻相关的 HLA-DQ2/DQ8 基因型频率高于单一检测结果阳性者（P < 0.01）。所有受试者两种检测结果呈阳性的个人为 HLA-DQ2 基因型携带者。

（5）与健康人群相比，乳糜泻血清学检查阳性者的 HLA-DQA1*0501、DQB1*0201 和 DQB1*0402 等位基因频率显著性增加，相对风险度分别为 1.74、2.22 和 9.33，表明中国人群中 HLA-DQ2.5（DQA1*0501:DQB1*0201）可能是主要的乳糜泻易感基因。同时在中国人群中，HLA-DQB1*0402 也可能与乳糜泻易感性相关；而 DQA1*0601 等位基因频率则明显降低，相对风险度为 0.19，有可能是保护性基因。

（6）乳糜泻血清学检查阳性者和健康人群中 HLA-DQ2.5 的携带率分别为 22.86% 和 10.83%，组间有显著性差异，相对风险度为 2.44。DQ8 的携带率在两组间无显著性差异，但若携带 DQ8 且另一条染色体存在着 *DQB1*0201* 等位基因的个体患乳糜泻风险增高，相对风险度为 3.95。

（7）在抗 tTG-IgA 抗体阳性的人群中，携带 *DQB1*0201* 等位基因的数量与抗 tTG-IgA 抗体水平呈正相关。携带 *DQB1*0201* 纯合子的个体的抗体滴度＞携带单拷贝 *DQB1*0201* 等位基因的个体＞未携带 *DQB1*0201* 等位基因的个体，依次为 61.57U、49.64U、31.95U。

（8）在丙氨酸氨基转移酶 / 天冬氨酸氨基转移酶升高的青年人群中没有筛查到抗 tTG-IgA 抗体阳性者，未能证实转氨酶升高与乳糜泻血清抗体的关联。在尚未排除其他可能导致转氨酶升高的原因之前，没有必要在转氨酶升高的患者中进行常规性的乳糜泻血清学筛查。

26. 乳糜泻源于环境因素、遗传素质和免疫反应三者共同作用

乳糜泻是一种复杂的自身性免疫性疾病，其发病是由于遗传因素和环境因素之间复杂相互作用而造成的。研究表明，环境因素是重要的诱发因素，胃肠道感染、药物、干扰素 α 和手术也可

能诱发本疾病。遗传易感个体摄入小麦、黑麦和大麦等含麸质较高的食物可引起本病。

麸质中的麦胶蛋白是导致乳糜泻的主要抗原蛋白，它含有丰富的谷氨酰胺和脯氨酸，脯氨酸在乳糜泻免疫反应中起激活剂的作用。其与抗原递呈细胞表面的 HLA-DQ2 和（或）DQ8 分子相互作用，递呈给 CD4$^+$T 细胞，从而激活麦胶蛋白反应性 CD4$^+$T 细胞产生促炎症因子，进而诱导肌动蛋白重新分布，肠上皮细胞细胞骨架改变，导致肠上皮细胞损伤。

（1）环境因素：麦胶（俗称面筋）是本病的致病抗原。大麦、小麦、黑麦、燕麦中的麦胶可被乙醇分解为麦胶蛋白，应用电泳技术可分离为 α、β、γ 和 δ 4 种。其中 α 麦胶蛋白对小肠黏膜具有毒性，毒性在继续水解后消失。正常人小肠黏膜细胞内有多肽分解酶，可将其分解为小分子的无毒物质，但活动性患者酶活性不足，不能将其分解而致病。

（2）遗传因素：白种人较常见，且具有家族易感性。本病与 mA 表型 B8、DR3 以及 DQw2 密切相关。其中 DQw2 最特异，少数患者 DQw2 阴性，但通常有 DR5/DR7 基因型。共有特异的 mA-DQw2 或 DR5/DR7 型的同胞共患率为 40%，单卵双胎为 70%。家族无症状者可检出醇溶麦蛋白、网硬蛋白及肌内膜蛋白抗体。

（3）免疫机制：在该病小肠黏膜的损害过程中起关键作用。肠道黏膜暴露于麦胶 2 ～ 4 小时后，表层细胞 HLA 抗原增多。T

细胞可与肌内膜自身抗原的主要成分起反应，启动一系列炎症反应，导致特征性的肠黏膜损害。肠黏膜中增多的浆细胞产生抗麦胶蛋白和结缔组织自身抗原的 IgA、IgG 和 IgM 抗体。组织转谷氨酰胺酶可能是自身抗体的天然靶目标。活动性患者血、小肠分泌物及粪中可检出醇溶麦蛋白抗体、肌内膜、网状蛋白的 IgA 抗体及免疫复合物，提示此病是麦胶引起的一种免疫性疾病。

27. 乳糜泻临床表现多样化，临床容易误诊 / 漏诊

乳糜泻是由膳食中谷蛋白诱导产生的自身免疫性疾病，其全球的患病率约为 1%。近年来乳糜泻的诊断率明显增加，这可能是由于社会认识度的增加、诊断工具的优化或其发病率的增加。多数患者症状轻，不典型。典型临床表现包括以下几方面。

（1）腹泻、腹痛：80% 以上患者有腹泻，典型者呈脂肪泻，粪便色淡、量多、油脂状或泡沫样，常浮于水面，多有恶臭。少数早期或轻型病例可无腹泻，甚至可有便秘，常被漏诊。腹痛较腹泻少见，常在排便前出现。

（2）乏力、体重减轻：蛋白质、脂肪等吸收障碍及脱水、食欲缺乏是重要因素。严重病例可呈恶病质。

（3）维生素 / 营养缺乏及电解质紊乱：钙和维生素 D 缺乏可致手足搐搦、感觉异常、骨质疏松、骨软化并可引起骨痛。维生素 K 缺乏可致出血倾向。维生素 B 缺乏可致舌苔、口炎、口角炎、脚气病、糙皮病样色素沉着等。维生素 A 缺乏可致毛囊角

化、角膜干燥、夜盲等。半数以上患者有贫血，并伴反甲。少数可有肌肉压痛及杵状指（趾）。

乳糜泻患者经常伴有营养缺乏，其中缺铁在多达一半的初诊成年人中出现，也是疾病的一个筛选指标。无麦胶饮食（GFD）可使患者缺铁性贫血在 6～12 个月内恢复，而锌可以在数周内得到恢复。已有报道患者的神经系统疾病与维生素 B_{12}、叶酸、铜和维生素 D 的吸收不良相关。

（4）水肿、发热和夜尿增多：水肿常见，发热多源于伴发感染。发作期夜尿增多可有 IgA 肾病、不育症和出血倾向。

（5）其他临床表现：乳糜泻患者临床上经典症状有腹泻、脂肪泻、体重减轻或生长障碍等，非经典症状有明显的胃肠道和（或）肠外症状，也有患者无自觉症状。乳糜泻临床表现多样化，因此医师应对其潜在的症状加以重视。

①肠外症状：乳糜泻有许多肠外表现，有多达 9% 的患者发展为肝炎（表现为不明原因的转氨酶升高），而在针对 GFD 治疗 6～12 个月后症状可消失。还有报道显示肌痛或关节痛，且并不能通过 GFD 而完全改善。年轻患者其早期动脉粥样硬化的危险性可能增加。

不育和流产也被认为是乳糜泻未正规治疗的并发症，近期的一项荟萃分析也证实了该研究。然而也有研究显示乳糜泻女性患者的不育概率并不比普通人群高。

周围神经病变、癫痫、运动失调和认知功能受损都在乳糜泻患者中有较多报道，成人发病率较儿童患者低。高达 1/3 的成人患者有精神疾病史，如抑郁症或人格改变，以及较少见的精神病等。有关乳糜泻导致神经系统紊乱的可能机制尚未明确。患者开展 GFD 后慢性神经症状的变化似乎并未消失。还应注意的是，许多表现为神经症状的患者并不满足乳糜泻的诊断标准。

②相关的自身免疫性疾病：自身免疫性甲状腺疾病和 1 型糖尿病是乳糜泻患者中最常见的自身免疫性疾病。约 10% 的 1 型糖尿病和约 7% 的自身免疫性甲状腺疾病患者伴发乳糜泻。另外，20 岁以前患有乳糜泻的患者，其 1 型糖尿病的风险增加 2.4 倍。自身免疫性甲状腺功能减退在患者中的患病率是正常人的 4 倍。

乳糜泻、1 型糖尿病和自身免疫性甲状腺疾病均与 HLA 风险等位基因［即 *HLA-DQ2* 和（或）*DQ8*］相关联。乳糜泻患者中自身免疫性肝炎或原发性胆汁性肝硬化的发病率也较高。GFD 导致其他自身免疫性疾病风险的证据较少。

③应该注意隐性（无症状）患者的筛查：相当一部分患者是无症状的，疾病的诊断借助其遗传风险或乳糜泻相关疾病。无症状的患者是否应筛查和治疗，目前还存在争议。积极检查和治疗的原则是为了预防未经治疗的乳糜泻产生长期的并发症。然而，对疾病的诊断和后续 GFD 的治疗又要投入一定的经济和心理成本。因此，我们需要更全面的数据来证实筛查高危及无症状乳糜泻人群的效益比，进而得出合理的筛查方案。

28. 乳糜泻的临床检测进展

（1）血清学诊断：20 世纪 80 年代起，开始对患者开展血浆特异性抗体的鉴定，免疫球蛋白 A（IgA）和抗麦胶蛋白 IgG（AGA）均与疾病相关，但对于乳糜泻敏感性和特异性较低。之后，肌内膜（EmA）抗体 IgA 被认为是乳糜泻的高敏感和特异性标记。进一步的研究确定了泛素化酶 tTG 可作为与 EmA 反应的自身抗原，从而促使检测抗 tTG 的 ELISA 试剂盒的开发。最近，便捷的抗 tTG 测试已经开始用于快速鉴定疾病，患者从指尖采集少量血液即可实现，这些测试较为可靠，并为患者所接受。但是，患者的血清学检查和十二指肠活检仍不可避免。

现有的血清学指标主要包括：EMAs 抗体阳性、TG2 抗原或含 TG2 的组织或体液检测血标本抗 TG2 IgA 或 IgG 抗体。EMAs 被认为是检测乳糜泻特异性抗体的参考标准。也可用去酰基的醇溶肮肽检测乳糜泻抗体。

酶联免疫吸附试验抗 TG2 抗体的特异性低于 EMA 试验。研究证实高浓度的抗 TG2 抗体超过正常上限 10 倍，可以诊断为本疾病。因此，检测血清抗 TG2 抗体是诊断乳糜泻的首选方法。尽管抗 DPG 抗体检测较抗醇溶肮抗体特异性高，但仍不如抗 TG2 抗体或 EMA 检测。总体上来说血清学诊断在敏感性和特异性方面试验数据还有待完善。

目前，一些有价值的血清学标志物已常规用于乳糜泻的诊断和监测。然而，2%～3%的乳糜泻患者血清学试验阴性，且抗体滴度较低。最近的一项多国研究评估了 IgA-tTG 的敏感性，其结果不尽理想（62%～92%）。尽管如此，同时或连续测定 IgA-TTG 和（或）IgG-DGP 可作为乳糜泻最有效的预测因子。

（2）HLA 在诊断中的作用：HLA-DQ2 和 HIA-DQ8 检测是排除乳糜泻常用的遗传学检测指标，应在未明确诊断乳糜泻前进行，例如乳糜泻特异性抗体阴性或小肠近端活检标本轻度浸润改变。对于临床高度怀疑乳糜泻，存在特异性乳糜泻抗体，国外指南建议进行 HLA-DQ2 和 HLA-DQ8 分析，加强诊断的力度。对于无症状的个体也可以先进行 HLA 检测，以决定是否需进行乳糜泻特异性抗体检测。HLA 分型还可以用于对无麦胶（谷蛋白）膳食不敏感的乳糜泻患者的预测。

几乎所有乳糜泻患者表现Ⅱ类 HLA DQ2 和（或）DQ8 型，但这些单倍型的个体中只有 3% 发展为乳糜泻。HLA 型分析具有较高的阴性预测值（＞99%）。对于有家族史的高危人群，可用遗传分析来排除乳糜泻，但需要进一步的测试。

世界胃肠病学组织（WGO）指南建议：① HLA 表型可用于排除乳糜泻，而 DQ2.5、DQ8 阳性并不能确诊乳糜泻。② HLA 表型可以用在那些采用无麸质饮食治疗和在改变饮食前从来没有做过乳糜泻合适的检测的患者。③ HLA 表型可用于排除乳糜泻，且减少乳糜泻高风险患者（如直系亲属）之后的检测。

29. 内镜 / 胶囊内镜检查在乳糜泻诊断 / 评估中的作用

（1）消化道内镜（上消化道内镜、小肠镜）可以识别肠病相关的黏膜改变，从而对患者的病情进行评估。十二指肠镜可见皱襞减少或缺如、扇形皱襞、马赛克状、黏膜裂隙等。研究显示靛蓝胭脂红或亚甲蓝色素可提高内镜标记，实现对绒毛的可视化和对片状萎缩性区域进行鉴定。

（2）胶囊内镜是用于评估乳糜泻和鉴定并发症的替代方法。相比于常规内镜，操作简便，患者依从性好，可以对全消化道进行观察，能够识别损坏黏膜的片状分布。胶囊内镜可观察患者小肠黏膜的损害，敏感性为 70% ～ 87.5%，特异性为 90.9% ～ 100%。遗憾的是目前的胶囊内镜尚无法进行活检。因此，使用胶囊内镜诊断仅限于拒绝上消化道内镜检查的患者，以及对隐性症状的患者进行评估等。

黏膜损伤一般在近端小肠比较明显，远端轻微或无损伤。活检的位置、数量和质量都可能会影响诊断率。多达 70% 的病例有斑片状黏膜损伤。最近的研究估计，多达 13% 的患者有特征性肠病，且只局限于十二指肠球部。为了提高诊断的准确性，应采集 5 个以上的十二指肠活检组织，且球部的组织应单独标记。

WGO 指南建议：①如果患者持续性出现难治性乳糜泻和乳糜泻相关营养不良或失调的症状，应排除假性乳糜泻。②如果患者有腹痛、发热、梗阻、贫血、胃肠道出血或无法解释的体重丢失时，应进行小肠影像学检查。③难治性乳糜泻应该转至上级医院或专科中心以优化其治疗。

30. 组织学活检标本的采集

血清反映阴性乳糜泻的流行病学确诊率为 6% ～ 22%，而且 EMA 检测有较高的变异性。目前上消化道内镜检查患者一般耐受良好，鉴于乳糜泻临床表现复杂，在条件允许的情况下，建议进行十二指肠活检。

采集组织标本时建议至少获得四个相关活检标本可增加一倍的诊断率。在成人的上消化道内镜检查中常会出现一些特殊的镜下表现，需做好鉴别诊断。

虽然目前内镜检查的耐受性较好，但仍有患者可能无法或不愿行内镜检查，在这种情况下，血清学检测联合评估 IgA TG2（如果是正常值上限的 10 倍）、DGP/EMA 检查、胶囊内镜检查均可辅助诊断。胶囊内镜检查的敏感性类似于传统的内镜检查，且创伤小，具有良好的特异性，可提供内镜图像用于与血清学阳性结合的联合诊断，但其可行性有待验证。

WGO 指南建议：①当患者的症状、实验室检查、胃镜检查提示乳糜泻时，可以考虑行十二指肠活检确诊。②对大部分血清学检查阳性的患者，乳糜泻的确诊需要进行十二指肠的活检。③活检是确诊乳糜泻的金标准，不能被血清学检查取代。随访患者应该严格执行无麸质饮食。④在进行内镜检查怀疑乳糜泻时，活检标本应至少取 4 个部位，包括十二指肠球部的活检。⑤血清学检测阴性的患者，如果临床表现有营养不良的症状（如贫血或腹泻），或有乳糜泻家族史，应考虑十二指肠活检。⑥如果是无症状性乳糜泻患者，坚持无麸质饮食，且没有其他指征提示并发症的风险增加，活检随访也并非强制性要求。⑦如果乳糜泻患者对无麸质饮食治疗没有反应，应该考虑进行活检随访。

31. 组织病理学诊断是金标准

小肠黏膜活检是诊断的金标准。活检可取自十二指肠的第二或第三部分。在光镜下，病变的组织学表现为：①小肠绒毛部分或完全萎缩；②隐窝增生；③上皮内淋巴细胞（IELs）数目增加（尤其在绒毛尖端）或结构异常；④固有层单核细胞/浆细胞浸润。

根据小肠黏膜的损害程度，Marsh 分类将此病分为 4 型：0型，正常；Ⅰ型，小肠绒毛正常，但上皮内淋巴细胞浸润增多；Ⅱ型，上皮内淋巴细胞浸润增多伴隐窝增生；Ⅲ型，小肠绒毛部分至完全萎缩。

潜伏期患者黏膜大致正常，仅有绒毛上皮内淋巴细胞增多。肠道损害以近段小肠黏膜的结构和炎症改变为特征，典型者可见小肠黏膜平坦苍白，皱襞减少或呈扇形，绒毛变短、次全或全部萎缩，隐窝层深度增加、隐窝肥大增生，上皮表层中淋巴细胞数目增多，黏膜固有膜水肿，并伴以淋巴细胞、浆细胞增多为特征的炎症改变，导致肠黏膜吸收面积减少，酶活性下降，消化吸收功能减低。

然而，患者肠道组织学的变化，并非乳糜泻所特异。IELs数量的增加和血清学阳性，仅表明患者为可疑乳糜泻。

病理学家和临床医师均观察到乳糜泻患者受益于无麦胶（谷蛋白）膳食；应该重视乳糜泻的病理学检查，以客观判断小肠损伤的严重程度。但同时也建议即使在病理严重改变的情况下，也应根据临床、血清学检测结果，结合摄入含麦胶（谷蛋白）的食物是否引发症状进行综合诊断。对于一些有症状，乳糜泻特异性抗体阳性，但小肠黏膜活检正常或无浸润性损伤的患者，疾病的自然病史以及是否需要饮食治疗尚不清楚。

32. 无活检（无组织学检查）诊断的可行性

小肠黏膜活检一直被认为是乳糜泻诊断的关键。由于新的血清学检测大幅提高了诊断的准确度，有研究人员推测乳糜泻诊断可能不需活检分析。文献报道，对乳糜泻病例进行回顾性分析，结果表明：有症状的患者中不进行活检是可以接受的，患者的血清学免疫测定中有 2～3 个阳性结果可高度提示乳糜泻。

由欧洲肝病和营养协会产生的共识指南提出了三重测验的策略，以避免儿童肠道活检：①患者存在临床症状；② tTG 的 IgA 抗体高于正常值上限 10 倍；③抗 EmA 试验阳性且具有 HLA DQ2 单倍型的患者。

以上三项均符合的患者在缺乏活检的情况下也可诊断为乳糜泻。

2012 年以来，已经发布了有关乳糜泻诊断的 4 项指南。所有指南中均强调活检和血清学分析联合使用。然而，有关血清学试验和 HLA 型检测分析的联合诊断还未达成共识。

33. 对诊断为乳糜泻的患者应加强随访，动态评估

乳糜泻是一个影响多器官的终身性炎症，因此患者应定期随访。患者被诊断为乳糜泻后，应评估是否存在自身免疫性疾病（如甲状腺及肝病）及是否存在铁、维生素 D 和维生素 B_{12} 等的缺乏。

多种指南达成共识：患者第一年确诊后应至少复查两次，监测症状、饮食习惯、营养、身体质量指数和血清学特征。骨密度降低是乳糜泻较常见的肠外表现之一，一般建议双能 X 线吸收测定术（DXA）评估诊断一年后进行。

有关乳糜泻监测较为争议的问题是重复内镜活检分析的作用和时间。在患者确诊并进行 GFD 后 6 个月至 2 年，进行肠道活检分析以评估患者对治疗的反应。然而，肠道愈合往往是缓慢的，且与年龄有关。此外，持久性肠病也不能预测长期的预后。但毫无疑问，肠活检是对持续性症状进行评估的一个重要途径。

有一项前瞻性研究评估了随访对该病的影响，指南建议应该加强定期随访，但治疗该病与随访之间的关系有待进一步研究。

WGO 指南建议：①乳糜泻患者应该考虑随访活检，有利于及时发现患者淋巴瘤风险是否增加。②当患者依从性有问题时，

应该由营养师重新评估治疗。③有症状患者进行评估时，应该比无症状性患者更加详尽。④新诊断的患者应该接种肺炎球菌疫苗。⑤如果患者存在额外的骨质疏松危险因素或年龄大于55岁，应在1年饮食治疗后进行骨密度检测。⑥成人乳糜泻患者每天至少摄入钙离子1000mg。⑦成人乳糜泻的患者应由专业营养师和（或）临床医师进行诊治/评估。⑧患者应每年进行血液学和生化检查。⑨无麸质饮食治疗是阻止骨质疏松症的核心治疗策略。⑩虽然无充足证据建议在人群中进行乳糜泻筛选，但应该设定一个最低阈值。⑪为国家卓越健康和护理研究提供临床实践指导方针。⑫直系亲属中有症状性乳糜泻的患者应该进行乳糜泻检查。

34. 乳糜泻治疗的唯一有效方法是限制麦胶摄入

（1）饮食治疗：无麦胶（谷蛋白）饮食是最基本和必需的。

治疗乳糜泻唯一有效的是GFD，可减轻临床症状和发病率，并增加患者的营养指标（如体重和骨密度）。然而，患者的低满意度、高成本、症状持续及肠损伤的组织学迹象表明GFD并非是最佳选择。尽管如此，由于缺乏有效的替代和辅助疗法，GFD仍是首选。

为保证GFD的有效性，所有的小麦（面筋）、黑麦（黑麦碱）、大麦产品必须严格避免。但由于无麸质食品存在无意或潜在的麸质污染，仍无法实现完全无麸质。高度限制饮食以及无意接触麸质带来的负面影响，是患者满意度低和社会负担的主要因素。

此外，GFD 可因此而营养不足，并导致新的症状。最常见的是便秘，其他还有 B 族维生素缺乏及脂肪和碳水化合物升高，导致患者体重增加。因此患者在诊断为乳糜泻后，应接受专业的饮食咨询。

（2）非饮食疗法：局部或全身皮质类固醇或免疫调节剂主要应用于难治性乳糜泻。由于我们对乳糜泻发病机制的理解远比其他自身免疫性疾病更详细，因此许多治疗靶点是可用的。相关研究包括开发试剂降解或改变饮食中的麸质、防止麸质肽越过上皮屏障、抑制 tTG- 诱导的醇溶蛋白肽增强或阻止醇溶蛋白与 HLA DQ2 结合等。基于免疫的策略主要是防止 T 细胞活化，或减轻固有和适应性免疫反应。

目前只有两种试剂进入晚期 2 阶段临床试验。ALV003（重组的麸质特异性蛋白酶）可减少麸质饮食 6 周后引发的小肠黏膜损伤。Larazotide 乙酸盐，一种口服肽，其调节肠紧密连接，减轻患者症状。关于这些药物的安全性和有效性，正在开展进一步的研究。

（3）对症治疗及支持疗法：补充维生素 A、维生素 C、维生素 D、维生素 K，叶酸及 B 族维生素，纠正水、电解质失调和酸碱平衡失调；危重病例可静脉滴注促肾上腺皮质激素，或口服泼尼松或泼尼松龙。

严格无麦胶饮食后，多数患者预后良好，可正常生活。若饮食控制不严格，则症状持续存在，且可发生骨质疏松和恶性肿瘤等并发症。

WGO 指南建议：①患者应坚持无麸质饮食，但每天还可以摄入少于 10mg 的麦粉。②不建议普通乳糜泻患者进行麦粉挑战，但那些尽管进行了活检随访但症状还不清楚的患者可以尝试进行麦粉挑战。③患者在进行诊断时，可以先从无麸质燕麦开始。④建议乳糜泻患者坚持无麸质饮食以减少胎儿发育不良和淋巴瘤发生的风险。⑤诊断过程中，可以鼓励患者加入当地国家腹部疾病互助团体。在英国，应该在处方中明确标明"无麸质饮食"。⑥尽管患者坚持无麸质饮食，但症状仍持续存在，应该进行活检随诊。

35. 治疗无应答乳糜泻及难治性乳糜泻的临床处置

（1）无应答乳糜泻（NRCD）：NRCD 指患者坚持至少 12 个月的 GFD 后，仍表现为持续性或复发性症状和体征，或实验室检查与活跃乳糜泻一致。相当一部分乳糜泻患者进展为 NRCD。NRCD 的病因多样，对其彻底和系统的评估是为每个患者确定正确的诊疗计划的关键。最重要的是确诊乳糜泻，这可能需要 HLA 分型，尤其是对血清学测试持续阴性的乳糜泻患者。

NRCD 最常见的原因仍与饮食相关，最常见的是持续或间歇性的谷蛋白摄入。持久性的 tTG IgA 抗体或其他标志物水平增加往往是接触谷蛋白的一个指标。其他饮食因素（如 FODMAPs）也可以引起 NRCD。小肠细菌过度生长使得乳糜泻更为复杂，且与患者的腹胀、胀气或腹泻相关。若 NRCD 的饮食因素被排除，应对患者开展小肠活检。对于腹泻患者，应关注是否为镜下结肠炎（在患者中占 4%）。组织学检查为正常或接近正常者，可能为肠易激综合征、显微镜性结肠炎、小肠细菌过度生长、胰腺外分泌功能不全以及食物过敏或不耐受等。十二指肠绒毛萎缩和其他组织学特征增加了难治性乳糜泻（RCD）的可能性。

（2）难治性乳糜泻：RCD 指患者在 ≥ 12 个月的严格 GFD 后，仍表现为持续性或复发性小肠绒毛萎缩伴吸收不良，且排除导致绒毛萎缩的淋巴瘤或其他因素。RCD 占 NRCDs 的一小部分（约 10%），严重腹泻和消瘦的 NRCD 患者 RCD 风险增加。

参考文献

1. Ludvigsson JF，Bai JC，Biagi F，et al.Diagnosis and management of adult coeliac disease: guidelines from the British Society of Gastroenterology. Gut，2014，63（8）：1210-1228.

2. WGO. World Gastroenterology Organisation Global Guidelines：Celiac Disease [2016-07-01]. http://www.worldgastroenterology.org/guidelines/global-guidelines /celiac-disease.

3. Yuan J，Zhou C，Gao J，et al.Prevalence of celiac disease autoimmunity among adolescents and young adults in China. Clinical Gastroenterology and Hepatology.[2017-05-12].http://www.cghjournal.org/article/S1542-3565（17）30468-8/fulltext.

显微镜下结肠炎是慢性腹泻的病因之一

36. 显微镜下结肠炎的定义及分类

显微镜下结肠炎（MC）是以慢性或间歇性水泻为主要症状，肠道 X 线检查和内镜检查无异常发现，但结肠黏膜活检有非特异性炎症的临床病理综合征。病因不明，属于非特异性炎症性肠病的范畴。MC 的诊断主要依靠病理组织学，根据结肠黏膜上皮下有无增厚的胶原带，分胶原性结肠炎（collagenous colitis，CC）和淋巴细胞性结肠炎（lymphocytic colitis，LC）两种类型。

胶原性结肠炎由 Lindstrom 1976 年首次报道，患者肠道上皮下的胶原层有特征性增厚。正常情况下，胶原层为 3μm，但在胶原性结肠炎可超过 10μm，甚至 50 ～ 100μm。淋巴细胞性结肠炎由 Read 等 1980 年最早描述此病时称显微镜下结肠炎。1986 年 Lazenby 等发现 16 例患者肠活检都有上皮内淋巴细胞显著增多的相同特点，因而命名为淋巴细胞性结肠炎。两者不论在临床、实验室及病理检查、抗感染治疗效应等方面都非常相似，其不同点仅在于前者病理上有黏膜上皮下胶原层的增厚。随访观察还发现此两种病在不同时期的病理学改变还可相互转化，故统称为显微镜下结肠炎，亦称水泻 - 结肠炎综合征，或胶原性淋巴细胞性结肠炎。胶原性结肠炎和淋巴细胞性结肠炎在常规结肠镜检标本的发生率分别为 0.9% 和 0.4%。

37. 显微镜下结肠炎的流行病学研究表明，近年来显微镜下结肠炎发病率有明显上升趋势

在欧洲，胶原性结肠炎和淋巴细胞性结肠炎的年发病率分别是 3/10 万和 10 ～ 16/10 万，近似于溃疡性结肠炎的发病率（15.7/10 万），老年妇女的发病率高至 20/10 万。MC 的患病率（发达国家）每年（48 ～ 219）/10 万人。

在一些专病治疗中心，因非出血性腹泻行结肠镜检查的患者中有 10% 被诊断为显微镜下结肠炎，约 20% 为 70 岁以上者。胶原性结肠炎和淋巴细胞性结肠炎的患者人数相近。MC 儿童和成人均可累及，好发年龄为 60 ～ 80 岁；大部分病例年龄超过 50 岁，但也有年龄小于 12 岁的报道。女性多见，尤其是胶原性结肠炎，女性与男性之比高达 20∶1，而淋巴细胞性结肠炎的女性优势不明显。

38. 显微镜下结肠炎的组织病理学是诊断的金标准

MC 患者肠镜下往往没有肉眼异常所见（常误诊为 IBS），但是结直肠黏膜活检病理组织学检查可发现特征性改变。MC 患者的上皮下胶原层增厚导致结肠对水及电解质的通透性降低。当治疗或上皮下胶原层厚度自动变薄时，患者大便次数也相应减少。在腺窝之间胶原层最厚，其是吸收水及电解质的主要部位，而腺窝上皮是分泌水及电解质的部位，则胶原层无明显影响。肠上皮缺氧可刺激前列腺素合成，前列腺素又可刺激结肠氯化物的分泌，从而导致腹泻的发生。空腹（禁食）对 MC 患者大便量无明显影响，说明渗透机制和固有层炎症细胞浸润在 MC 中起决定性作用。

该病主要发生在结肠，也有发生在十二指肠及胃的报道。有些 MC 患者可伴有十二指肠回肠及胃黏膜下胶原层增厚。正常情况，70% 的直肠黏膜活检标本中无胶原层，该病的胶原层在结肠的近段最为明显。

39. 显微镜下结肠炎的病因和发病机制目前尚不清楚

（1）MC 是一种自身免疫性疾病。患者可以出现抗核抗体或其他自身免疫标志物以及合并甲状腺疾病、糖尿病、类风湿性关节炎等多种自身免疫性疾病。显微镜下结肠炎的危险因素包括高

龄 [＞ 65 岁，相对危险（RR）为 5.6]、女性（RR 为 4.4）、乳糜泻（RR 为 7.9）和甲状腺功能减退（RR 为 6.1）。

（2）毒素是引起 MC 的另一原因。毒素引起上皮细胞损害如内皮细胞脱鞘、空泡形成，从而导致覆盖于上皮细胞的黏蛋白层变薄甚至消失，削弱了肠黏膜屏障。机体为抵御外来有害物质而使胶原层增厚从而形成新的保护屏障。病毒从上消化道转移到结肠。病毒在近段最为丰富，引起上皮损害也最为严重，因此在此部位胶原沉积也最多。当病毒通过结肠时被消化、发酵甚至被肠道菌群破坏，到达直肠时毒力减弱或毒素减少，因此直肠受累较少。

（3）腺管周围成纤维细胞合成胶原过多被认为是 MC 的病因之一。因为在 MC 患者可见到腺管周围成纤维细胞在大小、位置、成熟方面均有异常表现。

（4）饮食咖啡的习惯可能与 MC 有关，由于咖啡能降低小肠分泌，因此也可归为 MC 的病因之一。

40. 药源性因素与显微镜下结肠炎的相关性是近年来的热点话题

（1）近年来的临床研究表明，质子泵抑制剂（PPIs），非甾体类抗炎药（NSAIDs）以及选择性 5- 羟色胺再摄取抑制剂（SSRIs）的使用与显微镜下结肠炎有相关性，且与药物的连续使用时间和每日剂量有关。

Verhaegh 等一项 1992—2013 年的 MC 病例对照研究：394 例胶原性结肠炎，292 例淋巴细胞性结肠炎，525 例不确定的 MC，上述 3 组每例患者匹配 5 例对照（n=6041）。结果表明：NSAIDs（OR=1.79；95%CI 1.36 ~ 2.36）；PPIs（OR=3.93；95% CI 2.25 ~ 4.74），SSRIs（OR=2.27；95%CI 1.79 ~ 2.89）这种相关性对于连续使用 4 ~ 12 个月的患者尤其强烈，但是长期使用大于 2 年的患者这种风险会下降。作者的结论是："应用 PPIs，NSAIDs 和 SSRIs 的患者出现临床症状应该考虑 PPIs、NSAIDs 和 SSRIs 是否为 MC 的潜在触发因素；尤其是正在服药（上次处方在诊断前 60 ~ 90 天）或近期服药（上次处方在诊断前 90 ~ 150 天服用上述药物）；就诊前连续服用上述药物 4 ~ 12 个月或高于常规日剂量使用"。

荷兰伊拉兹马斯大学医学中心的 Gwen M 等进行了一项基于人群的巢式病例对照研究：1999 年 1 月 1 日至 2012 年 12 月 31 日，经病理明确诊断的 218 例 MC 患者分别与 15 045 例社区对照组和 475 例结肠镜阴性对照者相匹配。对所服用的 PPIs、NSAIDs（包括高剂量阿司匹林，> 325mg/d）、SSRIs、他汀类药物、低剂量阿司匹林（≤ 325mg/d）、血管紧张素转化酶（ACE）抑制剂和 β 受体阻滞剂的应用情况进行了对照研究。研究结果显示：正在使用 NSAIDs、PPIs、低剂量阿司匹林和 ACE 抑制剂可以增加 MC 发病风险；不同 PPIs 和 NSAIDs 无异质性。与结肠镜检查阴性对照组相比，正在使用 PPIs 和 NSAIDs 增加 MC 发病风险。研究者的结论是：NSAIDs 和 PPIs 可增加 MC 风险；SSRIs、低剂量阿司匹林、β 受体阻滞剂、ACE 抑制剂等药物仅在与社区对照组比较时增加 MC 发病风险，提示这些药物可加重有潜在结肠疾病患者的腹泻症状。

（2）文献报道可以引发 MC 的药物：① NSAIDs: 阿司匹林、对乙酰氨基酚（扑热息痛、其他）和布洛芬；② PPIs: 兰索拉唑、埃索美拉唑、泮托拉唑、雷贝拉唑、奥美拉唑、右旋兰索拉唑；③阿卡波糖、氟他胺；④雷尼替丁；⑤ SSRIs 如舍曲林（左洛复）；⑥神经精神药物：卡马西平、氯氮平、恩他卡朋、帕罗西汀；⑦辛伐他汀。

41. 显微镜下结肠炎的临床表现和实验室检查仅供参考

大部分 MC 患者起病隐匿，以中老年患者尤其是女性多见，以慢性或间断性水样腹泻为特点，可有夜间腹泻。腹泻程度与肠黏膜的炎症程度相关。多数患者可伴有腹痛、腹胀和轻度体重减轻，极少出现脱水。无发热、呕吐或便血，如果出现应考虑其他诊断。大便常规化验检查可见白细胞，红细胞沉降率加快，抗核抗体阳性。内镜检查结肠黏膜正常或仅有红斑、水肿等非特异性改变。40% ～ 60% 的患者有自身免疫性疾病。

实验室检查：实验室检查多为正常，白细胞不升高，可有红细胞沉降率增快，嗜酸细胞计数增多；X 线钡剂灌肠检查和结肠镜检查均正常。大便检查未发现病原体，半数以上患者有脂肪泻及大便白细胞升高。40% 患者的自身抗体及免疫球蛋白、血清 IgM 水平超过正常。10% 的患者 PANCA 呈阳性。

内镜检查：30% 以上的患者有黏膜水肿、粗糙、红斑或苍白，大部分患者钡剂灌肠及内镜检查无异常。结肠镜检查可以行黏膜活检，对不明原因腹泻的诊断优于钡剂灌肠。

42. 显微镜下结肠炎临床诊断思路及诊断要点：病理检查是金标准

（1）因本病在体检、实验室检查，包括 X 线和结肠镜检查都可正常，极易疏忽，易误诊为肠易激综合征或其他炎性肠病。临床遇不明原因慢性水泻患者，应做结肠黏膜活检，高度注意本病的可能。

（2）MC 常同时伴有某些胃肠道疾病、风湿性疾病或自身免疫性疾病等。确诊主要依靠结肠黏膜活检的病理组织检查。

（3）CC 病理特点

①全结肠基底层上皮细胞下连续的或散在的胶原层增厚，其厚度必须超过 10μm（正常情况下上皮下黏膜层为 0 ～ 3μm）；或在定位较好的黏膜部分见 3 个以上紧密相连的腺窝在垂直方向破坏。

②固有层炎症以淋巴细胞及间质细胞占优势，也可见到嗜酸粒细胞，但极少见到嗜中性粒细胞。一般有腺窝炎及腺窝脓肿即

不能排除 MC 的诊断。

③上皮病变主要为空泡变性及上皮表面分离，虽然无淋巴细胞性结肠炎突出，但也可见上皮内淋巴细胞浸润。

（4）LC 病理特点

①常有上皮细胞变性，脱落，上皮细胞内淋巴细胞数量增多，隐窝有丝分裂增加。

②固有层慢性炎症细胞弥漫性浸润，主要为淋巴细胞和浆细胞，偶有中性粒细胞、嗜酸粒细胞。

43. 显微镜下结肠炎的治疗——推荐 2016 年美国胃肠病学会制定的显微镜下结肠炎医疗管理指南

（1）首先应停止服用非甾体抗炎药、咖啡、酒、奶制品及其他可以加重腹泻的药物或食物。

（2）布地奈德作为一线首选药物（9mg/d，4 周；逐渐减量：3mg/2 周，6~12 个月；如果 4 周无效，坚持用到 8~12 周），诱导 MC 临床缓解优于美沙拉嗪。

（3）美沙拉嗪（3g/d）推荐作为二线治疗，其诱导临床缓解疗效优于安慰剂。

（4）不推荐考来烯胺（除非考虑胆酸因素）联合美沙拉嗪诱导临床缓解，其疗效并不优于美沙拉嗪单独治疗。

（5）益生菌疗效并不优于安慰剂（无治疗）。

（6）布地奈德治疗后临床缓解，停药后复发的 MC，推荐布地奈德维持临床缓解。

典型病例介绍

患者，女性，64 岁。

主诉：水样便 9 月余，每日排便 5 次，腹泻伴轻度腹部绞痛，便后缓解。

患者自诉"压力大"（在照顾重病的父亲期间发病），父亲去世后症状持续存在。否认发病之前旅行史及抗生素应用。

尝试无麦胶、无乳制品饮食，但症状并未减轻。

碱式硝酸铋和盐酸洛哌丁胺胶囊可暂时减轻腹泻。

既往史：因手、膝骨关节炎长期服用布洛芬。未服用其他药物，无手术史。

家族史：否认乳糜泻及 IBD 家族史。

体检：正常，系统回顾无异常发现，无肠道外症状（体重减轻及发热等）。

实验室检查：针对慢性腹泻的相关检测如血常规、血生化、乳糜泻筛查、甲状腺功能均未发现明显异常。CRP 轻度升高，红细胞沉降率正常。粪便病原体检测包括寄生虫（贾弟鞭毛虫和隐孢子虫）均阴性。

临床诊断：肠易激综合征（IBS）？

结肠镜：镜下外观无异常所见，多部位活检、病理所见：上皮及固有层淋巴细胞浸润，上皮下胶原层增厚。

病理诊断：MC（胶原性结肠炎，CC）。

　　该例患者为 64 岁女性，长期服用 NSAID 类药物（布洛芬）。临床资料：病史、症状、体征以及实验室检查（包括肠镜下肉眼观察）均未发现明显异常，临床诊断为肠易激综合征（IBS）。如果不是肠镜下黏膜活检病理组织学检查发现"上皮及固有层淋巴细胞浸润，上皮下胶原层增厚"而诊为胶原性结肠炎，误诊误治在所难免。我国已进入老龄化社会，服用多种药物的老年患者所引发的各种药源性损伤（包括胶原性结肠炎导致的腹泻）会越来越多，应该引发关注。

参考文献

1. Kamp EJ，Kane JS，Ford AC. Irritable bowel syndrome and microscopic colitis: a systematic review and Meta-analysis.Clin Gastroenterol Hepatol，2016，14（5）：659-668.

导致慢性腹泻的医源性因素

44. 药物与慢性腹泻的关系必须引起关注

慢性腹泻患者必须详细询问近期服药史，因为许多药物可导致腹泻。大约700多种药物可以引发腹泻，约占药物不良反应的7%。有些药物引发腹泻的机制并不清楚。

泻剂可以人为地引发腹泻。高渗性制剂通常使粪便中的电解质成分产生典型改变。泻剂导致的分泌性腹泻经毒物学检测粪便中的水分即可证实。临床医师应该时刻警惕人为原因所致的腹泻，尤其是常规检查未能发现腹泻病因时应更加关注。

45. 接触放射性物质可以引发放射性肠炎，有时在放射性暴露后数年才出现症状，临床医师应该详细询问患者有无放疗史

接受盆腔放疗的患者中20%以上会发生放射性肠炎，通常

是在接受放疗后 1.5 ～ 6 年（放疗后更长时间才出现症状的亦可见）。危险因素包括：低体重指数，曾经腹部手术，合并某些共病，放疗剂量，分割放疗，技术原因以及联合化疗。放射性肠炎的常见原因包括：放疗直接损伤肠细胞及血管损伤导致缺血；黏膜下纤维化及淋巴系统损伤。受损的肠管丧失了吸收能力并容易导致小肠细菌过度生长（SIBO），尤其是在发生狭窄后。如果远端回肠受累，则会导致胆酸吸收不良（BAM）。

46. 接受过腹部手术的慢性腹泻患者应接受诊断性评估或经验性治疗

（1）消化道手术中有意或无意的迷走神经切断可导致腹泻。迷走神经干切断导致胃液体排空过快及腹泻。如果迷走神经切断同时切除胃窦则发生腹泻的概率增加，而高选择性迷走神经切断且不做胃窦切除则发生腹泻的概率降低。

（2）腹部手术后 SIBO 可导致慢性腹泻。健康人近端小肠的细菌数量 $< 10^4/ml$，如果 $> 10^5/ml$ 则可定义为 SIBO，其原因包括：腹部手术后由于胃酸的保护作用缺失（例如迷走神经切断术后），消化道内容物淤滞（例如肠粘连导致的不全肠梗阻或术后吻合口狭窄），端 - 侧吻合术造成的盲襻或回盲瓣切除等。胆汁酸分解、酶的作用缺陷以及黏膜损伤均可导致细菌过度生长。

细菌过度生长通常难以诊断，主要是目前的检测手段多为有创且较为昂贵（如空肠液吸引及培养）或敏感性、特异性均不理想（包括各种呼气试验）。基于上述原因，部分临床医师应用抗生素作为试验性诊断治疗，但是其可行性及准确性均未定论。

（3）短肠综合征（SBS）导致慢性腹泻。SBS 发生于小肠大部切除术后。如果小肠剩余长度＞200cm 一般不会发生 SBS。当然，如果剩余的肠段有病变（例如克罗恩病或放射性肠炎）也会发生 SBS。SBS 的情况下，剩余肠段的吸收面积不能满足并维持营养物质、液体以及电解质的平衡。临床上 SBS 的风险与切除小肠的部位以及是否与结肠相连有关。

胆汁酸代谢在慢性腹泻中的作用已成为近年来研究的热点

47. 胆汁酸吸收不良引发慢性腹泻

成年人中约有 1% 发生胆汁酸性腹泻（bile acid diarrhea，BAD）。BAD 在临床诊断中尚未引起重视且治疗效果不满意。近年来有关胆汁酸腹泻的发病机制以及胆汁酸受体（farnesoid X receptor，FXR）在其治疗中的潜在作用受到关注。FXR 是核激素受体，可与胆汁酸结合从而调节多种基因的转录，尤其是对于胆汁酸代谢起到至关重要的作用。诊断方法包括粪便胆汁酸定量、^{75}SeHCAT（牛磺硒胆酸）测定、新的胆汁酸合成标志物（C4）或成纤维细胞生长因子 19（FGF19）检测等。

当结肠中存在过多的胆汁酸时就会出现 BAD。1967 年首次报道：回肠切除或回肠病变的患者胆汁酸吸收不良，特别是克罗恩病患者。这些患者肠腔内胆汁酸浓度高且腹泻症状频繁，而给予胆汁酸 – 螯合树脂（如考来烯胺）后症状明显改善。其后有文献报道无明显回肠疾病的特发性 BAD 患者，服用胆汁酸螯合剂后症状亦有改善。此外，放射性肠病、胆囊切除术后也可发生 BAD。考虑到导致上述 BAD 不同的病因，将其分为 3 型：1 型为继发于回肠疾病型；2 型为原发型（特发性）；3 型为混合型。

虽然原发性 BAD 并不少见，但是往往被误诊或漏诊。系统性文献回顾证实 BAD 发病率约占腹泻型肠功能性紊乱患者的 25% ～ 32%（与乳糜泻相似，明显高于炎症性肠病）。此类患者通常被误诊为腹泻型肠易激综合征（IBS-D）或功能性腹泻，多年后才得以确诊。

48. 胆汁酸性腹泻的病理生理学

正常的回肠胆汁酸转运系统受损时发生胆汁酸吸收不良，最多见于小肠切除或炎性疾病（如克罗恩病），从而导致回肠黏膜柱状上皮细胞的"顶端钠依赖性胆盐转运蛋白"(apical sodium-linked bile transporter，ASBT）表达降低。有些婴儿出生时可能有 ASBT 遗传缺陷。某些药物如回肠胆酸转运体抑制剂（elobixibat，正在开发中的治疗便秘的药物）亦可抑制 ASBT 功能。

原发性（特发性）BAD 的结肠胆汁酸浓度增高的机制并非胆汁酸吸收障碍所致。相反，回肠产生 FGF19 量及血清 FGF19

浓度下降，提示上述缺陷导致肝脏合成反馈抑制降低，因此，胆汁酸生成过剩。在小鼠模型研究中将基因 *Fxr*、*Fgf*、*Fgfr* 和 *Klb* 敲除后，胆汁酸合成、粪便胆汁酸排出均增加；给予 FGF19 抗体的猴子出现严重水泻，提示 FGF19 和 FXR 在 BAD 发生机制中发挥关键作用。

人类回肠活检标本经短期培养并检测 FGF19 mRNA，结果表明：生理浓度的天然胆汁酸是 FGF19 mRNA 表达的强力刺激剂。作为已知的 FXR 受体激动剂，鹅去氧胆酸（CDCA）是最强效的 FGF19 天然诱导物，其次是胆酸（CA）、去氧胆酸（DCA）和石胆酸（LCA）。实验研究发现半合成胆汁酸如奥贝胆酸（obeticholic acid，OCA），在低浓度时亦能发挥有效刺激作用。一项前瞻性研究报告：BAD 患者血清 FGF19 水平降低，提示血清 FGF19 水平可以预测慢性腹泻患者疗效反应。另有研究报道 BAD 患者禁食状态下以及胆酸刺激的回肠 FGF19 转录降低。上述研究结果提示：FXR/FGF19 轴失衡，导致肝脏胆汁酸的合成增加，是原发性 BAD 发病机制的关键环节。

49. 胆汁酸的止泻作用引发关注

虽然高浓度结肠胆汁酸已被认为可以诱导腹泻，但最近有研究报道，在正常浓度的结肠内胆汁酸在调节上皮转运中发挥重要作用。研究结果发现：高浓度胆汁酸具有急性促分泌作用，而生理水平的胆汁酸对结肠上皮细胞分泌具有抑制作用，其机制可能与低浓度（生理状态下）胆汁酸可以下调肠上皮氯离子分泌有关，从而促进正常结肠的吸收。另有研究报道，小鼠动物实验中 FXR 激动剂 GW4064 和 OCA 可以模拟 DCA、CDCA 的抗分泌作用，并呈量效正相关性。上述研究证实 FXR 激活所诱导的抗分泌作用是通过抑制氯离子分泌通道的重要因子介导的。

值得关注的是：FXR 激活可以抑制囊性纤维化跨膜传导调节氯离子通道的活性，而氯离子通道是跨结肠上皮顶端膜的主要通道。FXR 激活亦抑制上皮基底侧 Na^+/K^+ 三磷腺苷酶泵的活性，但是并不影响具有催化作用的 α 亚基或调节作用的 β 亚基表达。FXR 激动剂在肠上皮分泌通道中对转运蛋白表达及活性的影响提示：此类 FXR 激动剂有可能成为一类新的、具有直接作用肠上皮从而达到治疗分泌性腹泻的药物。

综上所述，胆汁酸肠肝循环（EHC）失调是 BAD 的发病基础，EHC 失调使胆汁酸在回肠吸收异常，结果导致胆汁酸在结肠内浓度增高。克罗恩病或回肠切除后发生腹泻的机制亦与上述机制有关。但是，FGF19 反馈性抑制障碍则导致胆汁酸过量生成是导致腹泻的另一个途径，推测是原发性 BAD 的主要病生理机制，可能与克罗恩病的腹泻也有一定关系。

肠腔内的胆汁酸绝大部分在远端回肠被重吸收。如果远端回肠受损（例如克罗恩病、放射性肠炎）或切除，则会导致胆汁酸吸收不良（BAM）。未经重吸收的胆汁酸刺激肠道液体分泌及结肠运动导致腹泻。但是，BAM 的诊断也较困难，往往基于经验

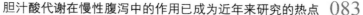

性诊断并且依据胆酸螯合剂的应答与否判断是否存在 BAM。临床上回肠切除 > 100cm 的患者由于胆汁酸池缺失导致脂肪吸收不良，此时若给予胆汁酸螯合剂治疗反而会加重腹泻；胆囊切除术后腹泻与 BAM 有关，但是确切机制尚不清楚。

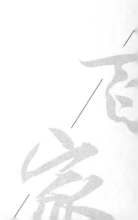

慢性腹泻时临床检测／检查的指征

50. 一旦出现报警征象则应进行进一步检测／检查，根据检测／检查结果可以有效地鉴别诊断

即使仍不能做出确切诊断，至少可以缩窄鉴别诊断的范围，而且可以提示进一步检测／检查的方向。对于某些病情尚缺乏确切的诊断性检测／检查，可以考虑试验性治疗。

医师详细询问病史并认真查体后，基本可以判断出腹泻的原因。进一步检测／检查的目的是确定诊断。例如，患者腹泻伴体重下降及腹部痛性包块，则应该进行 CT 扫描及结肠镜检查以确定是否为克罗恩病。如果有便血或体重下降等报警征象应该进一步检测／检查，但是尚无明确的检测／检查方法。例如，胆囊切除术后发生腹泻但无报警征象，应该给予胆酸螯合剂经验性治疗而不必要进一步检测／检查。

许多慢性腹泻患者，任何特异性诊断检测／检查的验前概率

均不足以确定诊断或决定是否进行经验性治疗。对于此类患者，临床医师可以先选择初步的检测／检查进行腹泻的分类，从而缩小鉴别诊断的范围并使下一步的检测／检查更有针对性。遗憾的是，目前关于慢性腹泻尚无有价值的文献可供参考。

51. 通过粪便特征及检测有助于对慢性腹泻分类

如果需要鉴别诊断的范围较广，腹泻粪便的特征有助于判定进一步检测／检查的方向。粪便实验室检测对于初步分析仍难以做出诊断时尤其有用。

粪钙卫蛋白或粪乳铁蛋白可以作为粪便白细胞的替代指标。粪凝乳蛋白酶和弹性蛋白酶可作为判定胰腺功能不全的检测方法。

慢性腹泻的鉴别可以依据腹泻的原因进行分类：脂肪性、炎性或水样腹泻。水样便又可分为分泌性及渗透压性腹泻，其发病机制不同。观察粪便以及简单的检测（例如粪便电解质含量、脂肪量、隐血检测以及白细胞等）即可鉴别粪便的类型。通过判定粪便的类型有助于腹泻的鉴别诊断。

根据粪便中电解质的量及渗透压差可以区分渗透性腹泻与分泌性腹泻；粪便中的钠、钾浓度乘以 2 倍可计算出无法检测的阴离子。290mOsm/kg（肠腔内容物的渗透压）减去上述之和等于粪便渗透压差。粪便渗透度受到发酵的影响，因此不宜用于测定。粪便渗透压差＜ 50mOsm/kg 提示分泌性腹泻。

如果渗透压差＞ 75mOsm/kg，可能某些非电解质成分导致渗透性增高，提示渗透性腹泻。粪便低 pH（< 7.0）可能由于结肠碳水化合物吸收不良发酵生成短链脂肪酸。粪便中的血液或脓液提示炎性腹泻，但是没有血或脓液也不一定能够排除炎性疾病。

脂肪泻表明脂肪吸收不良，往往由于黏膜病变或肠内因素如胆汁酸缺乏、SIBO 或胰腺功能不全。48 ～ 72 小时定量检测粪便中的脂肪含量是较为理想的检测方法，但是通常只采用苏丹Ⅲ染色对粪便取样标本进行定性分析。

近年来有研究分析了三级医院会诊的慢性腹泻患者粪便实验室检查的临床价值。该研究汇总了 6 个粪便检测项目对进一步诊断性检查的影响。然而，许多患者曾经做过检测，并且其病因学很可能与基于人群的样本结果有差异。

52. 粪便检测项目的新进展

（1）粪乳铁蛋白和钙卫蛋白可以作为粪便白细胞的替代指标（提示黏膜炎症），显微镜检测粪便查找白细胞往往与检查者的操作或水平有关。检测粪便中的白细胞酶（乳铁蛋白或钙卫蛋白）可以作为粪便白细胞的替代指标（提示黏膜炎症），其中粪钙卫蛋白更为敏感。

（2）粪凝乳蛋白酶和弹性蛋白酶水平可作为胰腺外分泌功能的无管测试法。但是大多数分析结果是在儿童人群中验证并且显示其敏感性和特异性均较低（70%），提示这些指标可能适应于胰腺外分泌功能不全的筛查，而非用于诊断。

慢性腹泻时血液学检测的意义和指征

53. **血液常规检查可提供病因学的线索，并可判定体液及电解质平衡状态，其他血液检测项目应根据临床表现而定**

常规血液检测（血细胞计数全项及血生化代谢常规检测）可用于评估体液及电解质平衡以及营养状况。其他疾病（例如乳糜泻、甲状腺功能亢进、淀粉样变性、免疫功能缺陷以及肥大细胞增多症等）检测／检查项目可根据相应的临床表现以及在常规检测／检查结果的基础上有针对性地选择。

54. **由于肽–分泌肿瘤的罕见性，仅对可疑患者测定循环血中的肽类水平**

激素分泌性肿瘤是腹泻的罕见原因。患者临床表现为经典的肿瘤综合征，肿瘤的证据或虽经详尽检查仍未能明确诊断的重度腹泻患者，可检测血清嗜铬粒蛋白、胃泌素、血管活性肠肽（VIP）、降钙素和（或）尿 5- 羟吲哚乙酸等。但是，上述肿瘤较为罕见且检测项目的验前概率较低，假阳性率较高，应引起注意。

影像学检查在慢性腹泻诊疗中的意义

55. 影像学检查有助于某些脂肪泻、分泌性腹泻患者或炎性腹泻患者的病因诊断

影像学检查在慢性腹泻的病因评估 / 诊断方面的重要作用包括：①发现解剖学异常，如狭窄、瘘管以及憩室等；②炎症性肠病（IBD）时判定病变的程度及炎症侵及范围；③诊断慢性胰腺炎以及发现激素分泌性肿瘤。CT 仿真肠镜及磁共振（MR）仿真肠镜对于克罗恩病的远端小肠成像提供详细信息。对于脂肪泻患者，腹部 CT 或 MR（尤其是胰腺层面的薄层扫描）有助于判定慢性胰腺炎或胰腺功能不全。腹部 X 线平片加不透 X 线的标志物可用于评估结肠传输及腹泻 / 便失禁的粪便流向。

激素分泌肿瘤可以通过 CT 扫描进行检查，最好选择多相螺旋 CT 或多探头 CT 薄层重建扫描。对于胰腺肿瘤及转移性病变 MR 成像优于 CT，尽管对于直径小的肿瘤如胃泌素瘤的敏感

性较低。生长抑素受体扫描对于腹泻相关的许多激素亚型肿瘤检出的敏感性较高，并可判定原发肿瘤及转移病灶的部位，监控治疗效果以及选择放射性受体治疗的患者。正电子发射断层扫描（PET-CT）结合常规 CT 扫描已成为激素分泌肿瘤相关性腹泻的重要影像学检查。

内镜及黏膜活检对腹泻诊疗的
作用及意义

56. 下消化道内镜加活检对于炎性腹泻及分泌性腹泻有诊断价值

结肠镜明显优于乙状结肠镜，但是必须进行多部位活检。如果末端回肠内镜下肉眼所见正常则不推荐活检。对于不明原因的脂肪泻患者应进行上消化道内镜或肠镜加十二指肠或空肠活检。肠内容物吸引并进行细菌定量培养的价值尚不明确。尽管内镜检查并非是慢性腹泻患者的常规检查，但是内镜加活检的确有助于慢性腹泻的诊断及鉴别诊断。

结肠镜加活检对于诊断显微镜下结肠炎、IBD、肿瘤以及其他炎性疾病非常重要。文献报道 15% ～ 31% 慢性腹泻通过结肠镜检查得以明确诊断，其中最常见的病因为显微镜下结肠炎和 IBD。

57. 显微镜下结肠炎的诊断依据是结肠镜检查并取活检进行病理组织学检查

肠镜下需要取活检的数目尚未见明确报道，一般而言需要
≥ 8 块活检组织。直肠部位的上皮内淋巴细胞浸润的程度以及胶
原层厚度与其他肠段有差异，因此要在直肠以上部位取活检。尽
管推荐结肠镜下肉眼"正常"的黏膜部位取活检，但是并不推荐
正常末端回肠取活检。

58. 上消化道内镜在慢性腹泻时的诊疗价值

食管 - 胃 - 十二指肠镜检查（EGD）加十二指肠黏膜活检有
助于诊断乳糜泻。但是，迄今为止的文献中研究对象多为临床怀
疑乳糜泻的患者且先进行血清学筛查，阳性者才进一步内镜检查
加活检，因此 EGD 在非选择性慢性腹泻患者中的诊断价值无法
评价。

乳糜泻内镜下表现包括：扇贝形及开沟样所见多提示乳糜
泻，但是其敏感性和特异性均不理想。 内镜下其他所见包括可
以提示其他诊断的线索。例如提示克罗恩病的口疮样溃疡，提示
淋巴管扩张症的白色点状改变。因此，慢性腹泻患者内镜下"正
常"的小肠也应该取活检。

EGD 在诊断乳糜泻中的价值与活检有关。乳糜泻的绒毛萎
缩可能仅发生在十二指肠球部，因此，活检应该取自十二指肠球

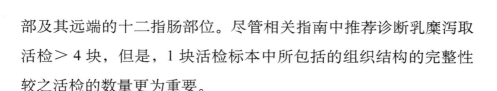

部及其远端的十二指肠部位。尽管相关指南中推荐诊断乳糜泻取活检＞4块，但是，1块活检标本中所包括的组织结构的完整性较之活检的数量更为重要。

一项大样本的十二指肠活检对乳糜泻诊断价值的研究报道：大约8.6%的腹泻患者有阳性发现，均与乳糜泻的病理所见有关。对于疑诊或已确诊的口炎性腹泻患者小肠活检的阳性率更高，其中上皮内淋巴细胞增多占8.9%，不同程度的绒毛萎缩占11.2%，明确的乳糜泻占12%。

需要强调的是，临床医师与病理医师的沟通是确保诊断准确性的重要途径。特别是对于鉴别罕见病变时如何选择适当的组织学技术非常关键：例如怀疑淀粉样变性时刚果红染色；怀疑Whipple病时PCR检测惠普尔养障体（*Tropheryma whippeli*）或拟诊淋巴瘤时免疫组化染色等。上消化道内镜除了直观及活检之外，还可进行其他检查，例如十二指肠引流液检测贾弟鞭毛虫或定量培养。胶囊内镜及小肠镜的作用仍待明确。

生理学及微生物学检查的价值及意义

59. 氢呼气试验有助于碳水化合物吸收不良及小肠细菌过度生长的诊断

哺乳类动物中，碳水化合物经细菌代谢后产生氢（H_2），由此建立该检测方法以评估碳水化合物吸收不良和 SIBO。如果碳水化合物（例如乳糖或果糖）吸收不良，经结肠内的细菌代谢后产生 H_2。同理，SIBO 时营养物质在吸收前被小肠内的细菌降解而产生 H_2。H_2 通过肠壁弥散至循环血中并通过肺部呼出，呼气试验即可检出。

SIBO 通常与小肠的解剖学改变或功能性异常有关，例如狭窄、胃酸缺乏，动力异常或硬皮病等。与 SIBO 相关的症状包括腹泻、胀气及体重下降。SIBO 诊断金标准即小肠液定量培养临床可行性差。因此，临床上常采用氢呼气试验（口服葡萄糖或乳糖）间接检测，由于其敏感性和特异性均不稳定，结果的可信性较低。

基于乳糖氢呼气试验的结果，SIBO 在腹泻型 IBS 发病中的作用受到关注。然而，其他研究并未证实 SIBO 在 IBS 中的确切作用。如果同时测定肠道通过时间（可以确定氢气是来源于小肠抑或结肠）可能会提高氢呼气试验的敏感性及特异性。

氢呼气试验对于诊断 SIBO 的敏感性和特异性均不确定，因此目前尚不推荐临床应用。特发性 BAM 的患病率可能远高于以往的认知。由于迄今为止尚无特异性的诊断性检测指标，在许多临床情况下，经验性治疗是唯一的选择。

60. 胆汁酸吸收不良引发腹泻的机制及检测

有关胆汁酸吸收不良（BAM）病理生理学、临床表现以及治疗方面的进展迅速。尽管源于回肠切除或病变导致的典型 BAM 并不常见，但是近年来与功能性腹泻或腹泻型 IBS 相关的特发性 BAM 引发关注，其发生率约占上述疾病的 33% ～ 60%。越来越多的证据表明，小肠肽 FGF19 的变化导致胆酸池反常性增加。虽然有一些具有前景的诊断性检测，但是目前尚无法广泛开展。

为数不多的学术科研机构可以开展定量检测粪胆酸及 C4（评估胆酸合成及胆酸池大小的检测指标）检测。^{75}SeHCAT（硒 -75-牛磺酸检测）目前仅在欧洲和加拿大开展（美国尚未开展），如果检测异常（体内潴留 ＜ 10%）则提示该患者对胆酸螯合剂治疗可能有效，如果正常则胆酸螯合剂可能无效。

更好地了解 BAM 的病理生理学机制有助于在不远的将来开发新药或新的治疗方法。如果没有特异性检测方法，临床医师只能凭经验给予试验性治疗，其疗效差或无法预测也在情理之中。

61. 胰腺功能检测方法及临床意义

临床检测胰腺功能非常困难。金标准（胰泌素刺激试验）操作非常烦琐因此很少应用。改良的经内镜胰泌素刺激试验需要在内镜下逆行胰胆管造影时进行胰管插管并收集胰液，但是其诊断的准确性仍不理想。

胰腺功能的其他检测方法包括血清胰蛋白酶、粪凝乳蛋白酶和粪弹力蛋白酶，由于其检测方法相对简便具有一定优势。但是，对于轻度胰腺功能不全其检测价值受限。

慢性胰腺炎影像学检查的主要目的是发现解剖学异常改变，例如内镜下超声及 MR 成像（辅以胰泌素刺激或无胰泌素刺激）。临床实践中，对于拟诊为胰腺功能不全所致的慢性腹泻患者，许多医师选择经验性治疗。

尽管经验性胰酶替代治疗的确切疗效无法客观评估，但是患者症状改善以及脂肪泻减少均支持胰腺功能不全的临床诊断。胰腺功能直接检测法尚未普及，间接检测法（例如血清胰蛋白酶、粪凝乳蛋白酶以及粪弹力蛋白酶分析等）的敏感性欠佳。影像学检查及给予胰酶替代经验性治疗对于脂肪泻拟诊为胰腺功能不全患者可能是最佳选择。

如果初步检测／检查未能明确腹泻的病因学诊断，接下来应该做什么

62. 详尽的病史（包括用药史）采集、严谨的体格检查是慢性腹泻鉴别诊断的基本功

经过初步检测／检查未能明确诊断往往是忽略了某些导致慢性腹泻的常见原因（往往并非罕见原因）。医师在制订进一步检测／检查计划前，应该重新审视患者的病史以及体格检查，复习已有的检测／检查结果。重复检测／检查项目一定要有充分的依据。

对于确实无法鉴别诊断的患者可以转诊至上级医院或专科中心。尽管在这些转诊患者中可能会发现一些少见或疑难病变，但是大多数最终诊断往往显而易见，例如：

（1）通过详尽询问病史可明确便失禁及医源性腹泻（排除"腹泻"）。

（2）泻剂筛查可以发现患者秘而不宣地服用泻剂（发现"腹泻"原因）。

（3）结肠镜检查并活检可发现显微镜下结肠炎。

（4）通过详细地询问病史及特异检测或恰当合理的经验性治疗有助于胰腺功能不全、BAM、SIBO 以及碳水化合物吸收不良的诊断。

（5）肽分泌肿瘤罕见，但是血清肽类检测及影像学检查（如CT 扫描及奥曲肽扫描）有助于诊断。

总而言之，未能做出诊断的原因往往是忽略了某些已有的证据（病史、用药史等）及未能对慢性腹泻进行全面的鉴别诊断。

经验性治疗在对症处理中的作用

理想情况下，慢性腹泻的检测 / 检查方案实施有助于确立诊断并指导治疗，但是也有例外。因此，如果现有的检测 / 检查未能确诊，即使确诊但目前尚无有效疗法或治疗失败，建议给予经验性治疗。

63. 阿片类药物是慢性腹泻对症处理的首选药物

如果没有特异性治疗，阿片类止泻剂可以作为对症治疗的选择。服药时间很重要。阿片类药物安全、有效。洛哌丁胺（洛哌丁胺）是 μ 受体激动剂，主要影响肠道运动。与所有阿片类药物一样，该药减慢肠道通过时间，增加肠内容物吸收。微量通过血脑屏障，因此不会产生药物依赖。慢性腹泻处方时应该注意服药时间，例如餐后腹泻则应餐前服用。晨起为主的腹泻应该在睡前或晨起前服用。

地芬诺酯和地芬诺辛与洛哌丁胺治疗腹泻的疗效相似，但由于其通过血脑屏障，因此对中枢神经系统可能产生影响，尤其是在高剂量时。与阿托品联用时可以降低其药物依赖性（防止滥用）。

更强力的阿片类药物止泻效果更好，但是鉴于药物依赖（滥用）的考虑一般不予处方。可待因、鸦片、吗啡制剂（如止痛剂，鸦片酊和吗啡）对于重度腹泻（例如肠切除后导致的腹泻）效果显著。为防止潜在的药物滥用，应向患者告知滥用的风险；并且从低剂量开始，逐渐递增；需要继续处方时应确认患者原处方量已经服完。

64. 可选择的其他药物

（1）胆酸螯合树脂（考来烯胺、降脂宁、考来维仑）对BAM 有治疗效果，但也可导致非特异性便秘。这些螯合剂也可以与其他药物结合，因此服药时间很重要，应该与其他药物间隔两小时以上。慢性腹泻时抗生素与益生菌往往疗效有限。

（2）可乐定（α_2- 肾上腺素能受体激动剂）可以减缓肠道转运时间从而增加肠内容物吸收，可用于糖尿病引发的周围神经病变导致的腹泻。在撤减阿片类药物的过程中可以作为替代药物。 但是由于其降压作用，慢性腹泻时的临床应用往往受限。治疗其他疾病时应用抗胆碱能药物可能会减轻腹泻。例如，服用三环类抗抑郁药物治疗抑郁或疼痛时，可以减轻其并存的腹泻症状。

（3）奥曲肽可用于治疗类癌综合征或血管活性肠肽瘤（VIP瘤）导致的腹泻、化疗引发的腹泻、HIV以及胃大部切除术后倾倒综合征所致的腹泻等。

对于原因不明的非特异性腹泻、混合性腹泻等亦可试用经验性治疗。但是考虑到其性价比，不推荐奥曲肽作为非特异性腹泻的经验性治疗药物。

对于轻度水样泻伴便失禁患者，可给予纤维素或亲水剂，不发酵的胶体物（聚卡波非钙、羧甲基纤维素）等。

（4）可溶性纤维（如果胶类）可以增加肠内容物的黏稠度，减缓胃排空并减慢肠道转运时间。上述药物均不减少粪便量，但是改变粪便性状（水样便 – 半成形便）并减轻症状。

（5）口服钙剂也可治疗轻度慢性腹泻。次水杨酸铋是非处方（OTC）止泻剂中常用药物之一，但是出于安全性考虑，不宜长期应用。铋剂也可用于治疗显微镜下结肠炎。

（6）阿洛司琼是5-羟色胺3受体拮抗剂，可以减缓结肠通过时间增加液体吸收，主要用于腹泻型IBS和功能性腹泻。鉴于其可诱发结肠缺血及重度便秘的风险，临床并不常用。另一个用于腹泻型IBS的药物是新近问世的μ阿片受体激动剂艾沙度林（eluxadoline）。然而，阿洛司琼或艾沙度林对IBS之外的腹泻是否有效尚未可知。

（7）Crofelemer是最新批准上市的氯通道拮抗剂，主要用于HIV相关的腹泻，也可用于治疗其他腹泻例如囊性纤维化跨膜受体氯通道激活所致腹泻，但是尚未经过临床验证。

目前尚无简易的逻辑运算公式用于个性化选择慢性腹泻患者的经验性治疗。因此，在选择经验性治疗时，必须慎重考虑其经验的可借鉴性并要权衡利弊（如果无效会导致哪些弊端），从个性化的角度出发为患者选择最佳的治疗或最佳组合方案。

关于慢性腹泻临床诊疗的思路分享

在此将慢性腹泻临床诊疗的思路汇总如下：

（1）患者自述粪便不成形，排便次数增多或便急等"腹泻"症状，医师应该准确判定患者表述的症状是否为真性腹泻（须排除"假性腹泻"）。

（2）慢性腹泻的定义是病程＞4周。

（3）鉴别诊断时应考虑共病的症状以及流行病学线索。

（4）罗马标准是 IBS 诊断的框架原则并强调腹痛。如果不符合罗马标准则应积极寻找其他病因。

（5）无报警征象且符合罗马标准拟诊为 IBS 的患者应该先给予治疗，而不主张进一步检查。治疗无应答者可给予进一步检查。

（6）特定的饮食成分可以导致或加剧慢性腹泻。有必要详细了解饮食习惯。

（7）成人慢性腹泻患者中真性食物过敏者并不多见，须警惕食物不耐受。

（8）很多药物可以引发腹泻。详细追问和分析用药情况非常重要。

（9）放射性照射可以导致慢性腹泻，有时可发生在暴露于放射源数年后。医师应该详细询问放射性物质暴露史（放疗史）。

（10）曾接受腹部手术的慢性腹泻患者可以进行经验性治疗或接受诊断性评估。

（11）一旦出现报警征象则应进一步检测／检查，根据检测／检查结果可以有效地鉴别诊断。即使不能做出确切诊断，至少可以缩窄鉴别诊断的范围，而且可以提示进一步检测／检查的方向。

（12）对于尚无确切鉴别诊断方法的疾患，可以考虑试验性治疗。

（13）如果需要鉴别诊断的范围较广，腹泻粪便的特征有助于判定进一步检测／检查的方向。

（14）粪便实验室检测对于初步分析仍难以做出诊断时尤其有用。

（15）粪乳铁蛋白或钙卫蛋白可作为粪便白细胞检查的替代指标。粪凝乳蛋白酶及弹力蛋白酶可用于胰腺功能不全的筛查。

（16）血液常规检查可提供病因学的线索，并可判定体液及电解质平衡状态。其他血液检测项目应根据临床表现而定。

（17）由于肽 - 分泌肿瘤的罕见性，仅对可疑患者测定循环血中的肽类水平。

（18）影像学检查有助于某些脂肪泻、分泌性腹泻患者或炎性腹泻患者的病因诊断。

（19）下消化道内镜检查加黏膜活检对于炎性及分泌性腹泻的诊断很有益。结肠镜的价值远高于乙状结肠镜，但是必须进行多部位活检（包括右半及左半结肠）。如果末端回肠内镜下肉眼所见正常则不推荐活检。

（20）对于不明原因的脂肪泻患者应进行上消化道内镜或肠镜加十二指肠或空肠活检。肠内容物吸引并进行细菌定量培养的价值尚不明确。

（21）呼气试验有助于诊断碳水化合物吸收不良和 SIBO，但其敏感性和特异性均不确定，因此目前尚不推荐临床应用。

（22）特发性 BAM 的患病率可能远高于以往的认知。由于迄今为止尚无特异性的诊断性检测指标，在许多临床情况下，经验性治疗是唯一的选择。

（23）胰腺功能直接检测法尚未普及。间接检测法（例如血清胰蛋白酶、粪凝乳蛋白酶以及粪弹力蛋白酶分析等）的敏感性欠佳。影像学检查及给予胰酶替代经验性治疗对于脂肪泻拟诊为胰腺功能不全患者可能是最佳选择。

（24）慢性腹泻时无法做出病因诊断的一个可能性就是忽略了某些导致慢性腹泻的常见原因（往往并非罕见原因）。医师在制定进一步检测／检查计划前，应该重新审视患者的病史以及体格检查，复习已有的检测／检查结果。重复检测／检查项目一定要有充分的依据。

（25）如果没有特异性治疗，阿片类止泻剂可以作为对症治疗的选择。服药时间很重要。

参考文献

1. Schiller LR，Pardi DS，Sellin JH.Chronic Diarrhea: Diagnosis and Management. Clin Gastroenterol Hepatol，2017，15（2）：182-193.

出版者后记
Postscript

　　1 年时间，365 个日夜，300 位权威专家对每本书每个细节的精雕细琢，终于，我们怀着忐忑的心情迎来了《中国医学临床百家》丛书的出版。我们科学技术文献出版社自 1973 年成立即开始出版医学图书，40 余年来，医学图书的内容和出版形式都发生了很大变化，这些无一不与医学的发展和进步相关。

　　近几年，中国的临床医学有了很大的发展，在国际医学领域也开始崭露头角。以北京天坛医院牵头的 CHANCE 研究成果改写美国脑血管病二级预防指南为标志，中国一批临床专家的科研成果正在走向世界。但是，这些权威临床专家的科研成果多数首先发表在国外期刊上，之后才在国内期刊、会议中展现。如果出版专著，又为多人合著，专家个人的观点和成果精华被稀释。

　　为改变这种零落的展现方式，作为科技部所属的唯一一家出版机构，我们有责任为中国的临床医师提供一个系统展示临床研究成果的舞台。为此，我们策划出版了这套高端医学专著——《中国医学临床百家》丛书。"百家"既指临床各学科的权威专家，也取百家争鸣之义。

中国医学临床百家

丛书中每一本书阐述一种疾病的最新研究成果及专家观点，按年度持续出版，强调医学知识的权威性和时效性，以期细致、连续、全面展示我国临床医学的发展历程。与其他医学专著相比，本丛书具有出版周期短、持续性强、主题突出、内容精练、阅读体验佳等特点。在图书出版的同时，同步通过万方数据库等互联网平台进入全国的医院，让各级临床医师和医学科研人员通过数据库检索到专家观点，并能迅速在临床实践中得以应用。

在与专家们沟通过程中，他们对丛书出版的高度认可给了我们坚定的信心。北京协和医院邱贵兴院士表示"这个项目是出版界的创新……项目持续开展下去，对促进中国临床学科的发展能起到很大作用"。北京大学第一医院霍勇教授认为"百家丛书很有意义"。复旦大学附属华山医院毛颖教授说"中国医学临床百家给了我们一个深度阐释和抒发观点的平台，我愿意将我的学术观点通过这个平台展示出来"。我们感谢这么多临床专家积极参与本丛书的写作，他们在深夜里的奋笔，感动着我们，鼓舞着我们，这是对本丛书的巨大支持，也是对我们出版工作的肯定，我们由衷地感谢！

在传统媒体与新兴媒体相融合的今天，打造好这套在互联网时代出版与传播的高端医学专著，为临床科研成果的快速转化服务，为中国临床医学的创新及临床医师诊疗水平的提升服务，我们一直在努力！